VEGAN FÜR ANFÄNGER

Schnelle Und Einfache Rezepte Zum Natürlichen Abnehmen

(Vegan Kochen Für Anfänger - Einfache Und Schnelle Rezepte)

Julia Klug

Herausgegeben von Alex Howard

© **Julia Klug**

All Rights Reserved

Vegan Für Anfänger: Schnelle Und Einfache Rezepte Zum Natürlichen Abnehmen (Vegan Kochen Für Anfänger - Einfache Und Schnelle Rezepte)

ISBN 978-1-77485-057-2

☐Copyright 2021 - Alle Rechte vorbehalten.

Dieses Dokument zielt darauf ab, genaue und zuverlässige Informationen zu dem behandelten Thema und Themen bereitzustellen. Die Publikation wird mit dem Gedanken verkauft, dass der Verlag keine buchhalterischen, behördlich zugelassenen oder anderweitig qualifizierten Dienstleistungen erbringen muss. Wenn rechtliche oder berufliche Beratung erforderlich ist, sollte eine in diesem Beruf praktizierte Person bestellt werden.
- Aus einer Grundsatzerklärung, die von einem Ausschuss der American Bar Association und einem Ausschuss der Verlage und Verbände gleichermaßen angenommen und gebilligt wurde.
Es ist in keiner Weise legal, Teile dieses Dokuments in elektronischer Form oder in gedruckter Form zu reproduzieren, zu vervielfältigen oder zu übertragen. Das Aufzeichnen dieser Veröffentlichung ist strengstens untersagt und jegliche Speicherung dieses Dokuments ist nur mit schriftlicher Genehmigung des Herausgebers gestattet. Alle Rechte vorbehalten.
Die hierin bereitgestellten Informationen sind wahrheitsgemäß und konsistent, da jede Haftung in Bezug auf Unachtsamkeit oder auf andere Weise durch die Verwendung oder den Missbrauch von Richtlinien, Prozessen oder Anweisungen, die darin enthalten sind, in der alleinigen und vollständigen Verantwortung des Lesers des Empfängers liegt. In keinem Fall wird dem Verlag eine rechtliche Verantwortung oder Schuld für

etwaige Reparaturen, Schäden oder Verluste auf Grund der hierin enthaltenen Informationen direkt oder indirekt angelastet.

Der Autor besitzt alle Urheberrechte, die nicht beim Verlag liegen.

Die hierin enthaltenen Informationen werden ausschließlich zu Informationszwecken angeboten und sind daher universell. Die Darstellung der Informationen erfolgt ohne Vertrag oder Gewährleistung jeglicher Art.

Die verwendeten Markenzeichen sind ohne Zustimmung und die Veröffentlichung der Marke ist ohne Erlaubnis oder Unterstützung durch den Markeninhaber. Alle Warenzeichen und Marken in diesem Buch dienen nur zu Erläuterungszwecken und gehören den Eigentümern selbst und sind nicht mit diesem Dokument verbunden.

INHALTSVERZEICHNIS

KAPITEL 1: WARUM ES SO WICHTIG IST JETZT ABZUNEHMEN 1

Motivation durch die 100-Gründe-Liste 3
Schlechte Angewohnheiten bei der Ernährung sinnvoll ersetzen 4

KAPITEL 2: WARUM DER ZUCKERVERZICHT? 6

Hummus 9
Zucchini-Röllchen 10
Zucchini- Röllchen 11
Haferlaibchen 12
Avocado-Brotaufstrich 13
Erdbeer-Mandel-Müsli 14
Heringssalat 15
Porridge mit Bananen und Chia 17
Quinoa-Schokoladen-Granola 18
Haferbrei mit Pflaumen 20
Tofusalat mit Zucchini und Kürbis 21
Sandwich mit Erdnussbutter und Marmelade 23
Walnuss Linsen Dip 24
Asiatische Nuss-Mischung 26
Suppe mit Birne und Brokkoli 27
Ceviche vegano 29
Spaghetti mit Linsenbolognese 31
Blumenkohl-Curry-Suppe 33
Prik Nahm Plah 34
Chili mit Süßkartoffeln 36
Klassische Nudeln mit Tomatensoße 38
Couscous Bowl 40
Quinoa-Avocado Salat mit Orangen 41
Schokoladiges Quinoa Frühstück 43
Asia Müsli 44
Arabische Tahini-Pasta 46
Gurken Kaltschale mit Granatapfel und Wasabi 47
Rote Beete Ravioli mit Cashew-Füllung 48
Hirsebrei mit Aprikosen 49
Kichererbsensuppe 50
Ananas-Mango-Smoothie 52
Kichererbsen Snack 54
Quinoa-Sushi 55
Brokkolisuppe mit Mandeln 57

Weißkohl mit Tofu	58
Fladenbrot	60
Gefüllte Kartoffeln	62
Tomatensuppe mit Basilikum	63
Vollkornpasta mit Champignon-Sauce	65
Pizza Naanstyle	67
Scharfe Möhren in Mandelmilch	68
Gemüse-Sandwich	69
Tassenkuchen aus der Mikrowelle	71
Hausgemachte Gnocchi	72
Tomatensuppe	74
Gefüllte Champignons	75
Gefüllte Champignons	76
Blattkohl mit Pastinaken	77
Steirischer Back-Tofu-Salat	79
Rotkohl- Salat	81
Leckere Vollkornwaffeln	83
Hirse-Bowl mit Früchten	84
Zucchinipuffer mit	85
Winter Porridge mit Datteln und Zimt	86
Tomatensalat mit Linsen	88
Himbeer-Quinoa-Pudding	89
Gebratener Reis mit Sprossen	90
Linsen-Curry mit Mango	91
Kohlrabi Ragout mit Brokkoli	93
Kokosnuggets mit Mangosalat	94
Auflauf mit Möhren und Orangen	97
Pikante Waffeln	98
Miso-gegrillte Auberginen in Reisbowl	99
Vegane Sushi-Bowl	101
Paprika mit Linsenfüllung	102
Gurkensalat (Low Carb)	103
Muffins mit Mango to Go	105
Zucchini-Reis-Schnittchen	106
Gratin mit Tofu und Tomaten	108
Rucola Pasta in falscher Sahne-Champignon Sauce	109
Couscous Salat mit Tofu	111
Bulgur Tabouleh	113
Kartoffelpuffer mit Apfelmus	115
Farfalle a la Pesto	116
Veganes Brot	117
Glasnudelsalat	119

Kartoffel-Kichererbsenbällchen	120
Minz-Sorbet mit Gurke und Pekannüssen	121
Bierbrot (Gerstenbierkrüstchen)	123
Makkaroni Arrabiata	125
Blitzeis mit Himbeeren, Kokosmilch und Basilikum	126
Salat aus weißen Bohnen	128
Granatapfel mit Walnusskerne-Salat	129
Suppe mit Blumenkohl und Lavendel	131
Mung- Bohnen in Kokosrahm	132
Köstliches Zimteis	134
Tofunuggets mit zwei Panaden	135
Für die klassische Panade:	*135*
Für die Haferflockenpanade:	*135*
Chiapudding mit Obst	137
Edamame-Nudeln (Low Carb)	138
Brownies	140
Reis mit Bambus und Pilzen	142
Bananabread	143
Protein Shakes	144
Mandelmilch mit Banane	144
Salat mit Bohnen, Tomaten und Kresse	145
Veganer Waldorf-Salat	146
Pad Thai	147
Semmelrolle (vegan)	148
Falafel	149
Erdbeer-Melonen-Smoothie	151
Pad Thai	152
Tofu Laibchen	155
Kokos Shake mit Banane	156
Gemüsesuppe mit Brokkoli	157
Gegrillte Bananen mit Ahornsirup	159
Karotten-Fenchel- Spaghetti	160
Spinatblätterteigtaschen	162
Kürbis-Latte	164
Bauerntopf	165
Bounty Palatschinke	168
Kokosbällchen mit Cashews	169
Pilzsuppe	170
Rote Bete Risotto	172
Veganer Grillkärse mit Sauce	174
Holunder-Smoothie	176
Maisküchlein	177

JOGHURT MIT FEIGEN	180
KÜRBISSUPPE	181
FETTUCCINE MIT MAIS UND AVOCADO	183
TOMATEN-NUDELSUPPE MIT NUSS-PARMESAN	184
NUSSECKEN	185
Für den Nussbelag:	*185*
WALNUSS-BRATKARTOFFELN	187
SAFTIGER FUDGE	189
EINTOPF MIT MANGOLD, SÜSSKARTOFFELN UND ERDNÜSSE	190
FRUCHTIGE KOKOSSUPPE	192

Kapitel 1: Warum es so wichtig ist JETZT abzunehmen

Wann solltest du mit der Veränderung von deinem Leben beginnen? Warum nicht heute? Wir finden immer wieder Ausreden, warum der Start von einer Umstellung bei der Ernährung und vom Beginn von mehr Sport erst nächste Woche möglich ist. Oder nächsten Montag. Ausreden gibt es wirklich viele und so wird der Beginn von einer Umstellung im Leben immer weiter verschoben. Seit wann möchtest du schon abnehmen oder seit wann stört dich dein Bauchfett?

Ich habe über viele Jahre hinweg immer gewartet und den Anfang von einer Veränderung aufgeschoben. Es war schließlich bequem so zu leben wie gewohnt. Eine Veränderung wäre mit Arbeit verbunden, mit Verzicht und mit Problemen bei allen Feiern, Geburtstagen und Feiertagen. Irgendwann wird aus dem nächste Woche ein Monat und aus vielen Monaten wird ein Jahr. Vielleicht hast du in diesem einen Jahr schon weiter zugenommen und dein Bauch ist noch ein wenig runder als vorher? Schlanker wirst du ohne eine deutliche Veränderung sicherlich nicht werden - ganz im Gegenteil.

Du kannst heute noch mit den Vorbereitungen beginnen und morgen früh mit deinem neuen Leben anfangen - egal wie spät es beim Lesen dieser Zeilen ist! Dann kannst du dich schon in einer Woche über die ersten Veränderungen freuen und brauchst dich nicht mehr zu ärgern, weil du nicht angefangen hast. Später stelle ich dir noch meinen 14 Tage Plan vor, der dich genau auf den richtigen Weg zu deinem Wunschgewicht bringt. Ohne Bauch natürlich! Am besten stellst du dich Schritt für Schritt um, damit die Umstellung nicht als ganz so extrem empfunden wird.

Wichtig ist, dass du dich vor dem Start mit deinem Wunsch abzunehmen beschäftigst. Nur wenn du wirklich entschlossen bist und so nicht mehr weitermachen willst, wird es mit der Abnahme auch funktionieren. Sonst startest du vielleicht morgen, hörst aber ganz schnell wieder auf und bist frustriert. Im Idealfall startest du also morgen früh mit deiner Abnahme - und beschäftigst dich heute damit, deinen Willen zu stärken und nicht mehr nach Ausreden zu suchen.

Damit dir die Abnahme leichter fällt und du wirklich an deinen Erfolg und dein Ziel glaubst, möchte ich dir an dieser Stelle zwei hilfreiche Tricks geben. Damit stärkst du deinen Willen und erreichst auch, dass du schädliche und ungesunde Lebensmittel aus deinem Leben streichst. Natürlich ohne die ganze Zeit den Wunsch nach genau diesen Lebensmitteln zu haben.

MOTIVATION DURCH DIE 100-GRÜNDE-LISTE

Dieser Trick ist wirklich sehr einfach und dabei effektiv. Kaufe dir als erstes ein schönes Notizbuch, welches dir optisch gefällt und welches du gerne benutzen wirst.
Im nächsten Schritt schreibst du die Zahlen von 1 bis 100 als Liste in dein neues Notizbuch. Nun schreibst du deine Gründe für eine Abnahme Punkt für Punkt in diese Liste. Es müssen gar keine großen Gründe sein, denn auch die kleinen Dinge motivieren dich. Der bessere Sitz der Lieblingshose, eine bessere Beweglichkeit, mehr Energie oder mehr Wohlbefinden sind nur einige mögliche Beispiele. Ganz sicher fallen dir nicht von Anfang an direkt 100 Gründe ein, warum du jetzt sofort mit dem Abnehmen beginnen solltest. Doch im Laufe der Zeit werden dir immer mehr Gründe einfallen und irgendwann wirst du die 100 Punkte ausgefüllt haben.
Vielleicht klingt diese Idee gar nicht so weltbewegend. Ich kann dir aber versprechen, dass sich dadurch deine Einstellung nach und nach ändert. Du wirst immer weniger Gründe finden, die gegen eine Abnahme und ein gesundes Leben sprechen. Genau an dieser Stelle beginnt dann die Veränderung und die Abnahme wird mit positiven Dingen verbunden.

SCHLECHTE ANGEWOHNHEITEN BEI DER ERNÄHRUNG SINNVOLL ERSETZEN

Mein zweiter Tipp hat mir persönlich sehr geholfen, auch wenn die Umsetzung einen Moment gedauert hat. Es gibt eigentlich bei jedem Menschen mit einem zu hohen Gewicht drei Lebensmittel, die eine Abnahme verhindern und dabei eine regelrechte Sucht darstellen. Schokolade, Chips, Brot, Apfelkuchen oder Bratwürste sind da nur einige Ideen. Mir fiel am Anfang ein Verzicht auf Brot und Schokolade unglaublich schwer. Dauerhaft auf ein Lebensmittel zu verzichten ohne einen Ersatz zu bieten, gelingt aber in der Regel nicht.

Du musst deinen Appetit quasi umprogrammieren. Eine neue Gewohnheit bei der Ernährung braucht aber gerade am Anfang viel Disziplin und einen starken Willen. Nach einigen Tagen wird es aber leichter, da du dich an deine neue Gewohnheit anpasst. Du suchst dir also die drei Lebensmittel aus, die dich in einer Abnahme bremsen und nicht gesund sind. Nehmen wir als Beispiel Schokolade, Brot und Kuchen. Nun musst du für diese drei Lebensmittel gesunde Alternativen finden, die dir ebenfalls schmecken. In Zukunft isst du beim Wunsch nach Schokolade immer deine gesunde Alternative. Natürlich kannst du auch einmal schwach werden - im Laufe der Zeit geht dir diese gesunde Alternative aber wirklich in Fleisch und Blut über. Dadurch kannst du erfolgreich mit der Abnahme beginnen.

Kommen wir zu den Alternativen. Eine gute Alternative zu Schokolade wäre zum Beispiel eine Portion Datteln oder frische Früchte wie Bananen oder Erdbeeren. Eine gute Alternative zu Brot sind Reiswaffeln oder zumindest gesundes Brot, welches du auch selbst backen kannst. Kuchen lässt sich zum Beispiel durch eine Banane mit Mandelmus oder Erdnussmus ersetzen. Das sind nur einige Ideen - es hängt ja immer von der Art deines Lieblingsessens ab. Möglichkeiten gibt es in jedem Fall genug.

Mit diesen Tipps gibt es keine Ausreden mehr, um direkt morgen mit der Umstellung deines Lebens zu beginnen. Außer dem ungeliebten Bauchfett hast du schließlich nichts zu verlieren. Darüber hinaus sorgt eine gesündere Ernährung zusammen mit mehr Bewegung für Energie und verhindert auch, dass du ständig krank wirst. Anstelle von leeren Kalorien in Form von Weizen und Zucker nimmst du Vitamine, Mineralien und wichtige Nährstoffe für deinen Körper zu dir.

Kapitel 2: Warum der Zuckerverzicht?

Nun sind die Auswirkungen des Zuckers auf den menschlichen Körper ja schon ein wenig klarer. Egal ob es sich um kurzfristige oder langfristige Folgen handelt. Der Mensch mag es aber meistens süß und trainiert sich eine höhere Dosis Zucker ja auch extrem schnell an. Dinge, die am Anfang vielleicht noch zu süß waren, werden bald als ganz normal angesehen.
Weißt du wirklich, in welchen Lebensmitteln so Zucker steckt? Oder was du bei einem Verzicht zu erwarten hast? Diese Dinge sind meist gar nicht so klar und werden immer erst später so richtig realisiert. Zucker steckt ja heutzutage nicht nur in Cola, in Schokolade, Kuchen, Keksen und Nuss-Nougat-Creme. Ganz im Gegenteil. Fertiggerichte, Ketchup und Joghurt sind nur einige Beispiele mit einer guten Portion Zucker. Auf den Verpackungen steht oft auch gar nicht Zucker drauf. Das hat aber nichts zu heißen. Es gibt eine Vielzahl von anderen Zuckerarten in der Industrie mit anderen Namen. Weniger schädlich sind diese aber aus diesem Grund nicht. Ein Blick auf die Zutatenliste lohnt sich daher in jedem Fall.
Ein sehr gutes Beispiel für einen hohen Zuckerkonsum in eigentlich herzhaften Lebensmitteln sind übrigens Light-Produkte. Ein geringerer Kalorien- oder Fettgehalt und schon werden diese als perfekt für die Diät und für das Abnehmen angesehen. Das Gegenteil entspricht

aber der Wahrheit. Denn Light-Produkte stecken dann voller Zucker. Der Kalorien- und Fettgehalt ist geringer und dafür ist der Zuckergehalt höher. Genau das entspricht der Wahrheit. Auf Light-Produkte müsstest du daher bei einem Zuckerverzicht genauso verzichten wie auf die meisten Fertigprodukte und auf Ketchup.

Der Verzicht auf Zucker hat daher viel größere Folgen als oft angenommen wird. Das ist den meisten aber gar nicht bewusst. Aus diesem Grund ist es nicht ganz einfach, die Ernährung wirklich sinnvoll umzustellen und auf den Zucker zu verzichten. Natürlich gibt es Ersatz und bessere Alternativen. Allerdings sind diese nicht immer verfügbar und du musst ja erst einmal wissen, wo genau du den Zucker in der Nahrung so findest. Ganz einfach ist das wirklich nicht.

Vielleicht fragst du dich jetzt, warum du überhaupt verzichten solltest wenn es doch so schwer ist? Was es wirklich bringt? Der Vorteil bei einem Verzicht auf Zucker ist, dass du schon nach wenigen Wochen deutliche Veränderungen spüren wirst. Diese Veränderungen sind interessant und sprechen für einen langfristigen Verzicht.

Nach den ersten zwei Wochen solltest du die Entzugserscheinungen wirklich überwunden haben. Du wirst spüren, wie du mehr Energie haben wirst und nicht mehr so stark nach dem Mittagessen in ein Energieloch fällst. Eine Abnahme wirst du ganz sicher ebenfalls verzeichnen können. Vor allem bei einem konsequenten Zuckerverzicht ist das der Fall. Nach den ersten Tagen des Entzugs wirst du auch leichte bis stärkere Veränderungen bei deiner Haut feststellen. Ist deine Haut reiner und sieht strahlender aus? Solche Dinge fallen genau wie ein verringerter Heißhunger auf Süßigkeiten schnell auf. Insgesamt könnte der Hunger geringer werden. Manche Dinge wie eine Verbesserung der Abläufe im Körper und eine bessere Darmflora werden sicherlich erst in einigen Wochen besser werden. Das schöne am Verzicht auf Zucker ist aber, dass du nach einigen harten Tagen gute Erfolge verzeichnen wirst. Das macht dann mut, dieses Experiment fortzuführen.In jedem Fall kannst du mit einem Verzicht auf Zucker schon viel bewirken und tust deinem Körper etwas gutes.

HUMMUS

Portionen: 12 VORBEREITUNG: **25 MINUTEN** – ZUBEREITUNG: **0 MINUTEN**   Familienrezept

Luftdicht verpackt hält Hummus im Kühlschrank bis zu 4 Tage und im Gefrierschrank 6 Tage.

- 3 Tassen Kichererbsen aus der Dose
- 3 EL Olivenöl
- 3 EL Tahini
- ½ Tasse Wasser
- 3 EL Zitronensaft
- ½ TL Kumin
- Etwas Salz und Pfeffer

9)   10)

1) In einem Mixer Kichererbsen, Tahini, Zitronensaft, Olivenöl und Wasser hinzufügen.
2) Gründlich vermixen.
3) In einer Schüssel geben und mit Pfeffer, Salz abschmecken.

Kalorien: 97; Fett: 3g; Kohlenhydrate: 13g; Ballaststoffe: 2g; Protein: 5g

ZUCCHINI-RÖLLCHEN

Nährwerte: Kalorien: 162 kcal, Eiweiß: 10,3 Gramm, Fett: 10,6 Gramm, Kohlenhydrate: 5,3 Gramm

Für eine Portion benötigst du:
4 lange Scheiben Zucchini, etwa 2 mm dick
2 EL Ajvar
100 Gramm Tofu
20 Gramm Schnittlauch
1 getrocknete Tomate
Salz und Pfeffer
etwas Rapsöl zum Braten

So bereitest du dieses Gericht zu:
Die Zucchinischeiben mit dem Ajvar bestreichen. Tofu und Schnittlauch in Stücke schneiden und die Tomate hacken. Vermengen und die Zucchini damit belegen. Zu Röllchen einrollen und von außen salzen und pfeffern. In etwas Rapsöl von allen Seiten leicht goldbraun braten.

ZUCCHINI- RÖLLCHEN

Nährwerte:

- Kalorien: 162 kcal
- Eiweiß: 10,3 Gramm
- Fett: 10,6 Gramm
- Kohlenhydrate: 5,3 Gramm

Für eine Portion benötigst du:

- 4 lange Scheiben Zucchini etwa 2 mm dick
- 2 EL Ajvar
- 100 Gramm Tofu
- 20 Gramm Schnittlauch
- 1 getrocknete Tomate
- Salz und Pfeffer
- etwas Rapsöl zum Braten

So bereitest du dieses Gericht zu:

Die Zucchinischeiben mit dem Ajvar bestreichen. Tofu und Schnittlauch in Stücke schneiden und die Tomate hacken. Vermengen und die Zucchini damit belegen. Zu Röllchen einrollen und von außen salzen und pfeffern. In etwas Rapsöl von allen Seiten leicht goldbraun braten.

HAFERLAIBCHEN

Für: 4 Personen
Schwierigkeitsgrad: normal
Dauer: 60 Minuten Gesamtzeit

Zutaten

200g Haferschrot
2Stk Karotten
3Stk Knoblauchzehen
2TL Salz
250ml Wasser
1Stk Zwiebel
100g Mehl

Zubereitung

1. Wasser salzen und den Haferschrot aufkochen lassen. Danach abkühlen.
2. Zwiebel schälen und fein hacken. Karotten raffeln, Knoblauch ausdrücken und mit dem Mehl zusammen mischen.
3. Mit einem großen Löffel Bratlinge auf ein Backblech geben und im Ofen bei 180 Grad 35-40 Minuten goldbraun backen.

AVOCADO-BROTAUFSTRICH

Für 2 Portionen
Zubereitungszeit: 10 Minuten
Schwierigkeitsgrad: leicht

Zutaten:
1 reife Avocado
1 Teelöffel Olivenöl
1 Teelöffel Chiliflocken
Saft einer Limette
Salz und Pfeffer

Zubereitung:
1. Fruchtfleisch der Avocado auslösen und mit der Gabel zerdrücken.
2. Mit den übrigen Zutaten vermischen. Der Brotaufstrich passt besonders gut zu Vollkorntoast oder zu Vollkornbrot.

ERDBEER-MANDEL-MÜSLI

Ergibt 2 Portionen

Fertig in: 65min	Schwierigkeit: leicht

150g Haferflocken	100g Erdbeeren
30g Leinsamen	2 EL Mineralwasser
30g Cashew Nüsse	½ EL Kokosöl
30g Kokosraspeln	**20ml Ahornsirup**
30g Mandeln	

LOS GEHT'S

1. Backofen auf 125 Grad vorheizen.
2. Mineralwasser mit Stevia und Kokosöl in einer Schüssel vermischen.
3. In einer anderen Schüssel Haferflocken und Kokosraspeln mischen. Gehackte Mandeln hinzugeben und untermischen und dann zu der Wasser-Öl-Mischung geben.
4. Müsli in den Backofen geben etwa 60 Minuten backen.
5. Zum Schluss die Erdbeeren ins Müsli mischen.
6. Servieren und genießen.

HERINGSSALAT

Heringssalat als vegane Variante gibt es nicht? Gibt es doch! Und zwar mit einer unverwechselbaren Kombination aus Apfel, Aubergine, Gewürzgurken und roter Bete.

Schwierigkeitsgrad: leicht
Portionen: 2
Zubereitungsdauer: 20 Minuten
Ruhezeit: 60 Minuten

Zutaten

- ☐ 200 g Sojajoghurt, ungesüßt
- ☐ 1-2 Teelöffel Dill, gerebelt
- ☐ 1 Esslöffel Öl, geschmacksneutral
- ☐ 2-3 Esslöffel Gewürzgurkensud
- ☐ 2-3 Knollen Rote Bete
- ☐ 1 Aubergine
- ☐ 1 Apfel, sauer
- ☐ 1 Noriblatt Alge
- ☐ 1 Zwiebel, rot
- ☐ 5 Gewürzgurken
- ☐ **Salz**
- ☐ **Pfeffer**
- ☐ **Zitronensaft**

Zubereitung

I. Als erstes die Aubergine mithilfe eines Sparschälers schälen und der Länge nach in Scheiben schneiden. Diese dann im Anschluss in Rechtecke mit einer Größe von etwa 2x4 Zentimetern schneiden und im Anschluss auf einem Holzbrett ausbreiten.

II. Die Auberginenstücke mit dem Zitronensaft beträufeln und mit dem Salz würzen. Die Auberginenstücke dann mit einem weiteren Holzbrett abdecken und dieses mit Büchern beschweren. Die Aubergine so für mindestens 1 Stunde ruhen lassen.

III. In der Zwischenzeit das Noriblatt in relativ grobe Streifen zerreißen und in eine Schüssel mit Wasser legen. Auch die Noriblattstreifen für mindestens 1 Stunde ziehen lassen.

IV. Unterdessen den Apfel, die Gewürzgurken sowie die Rote Bete und die Zwiebel in kleine Würfel schneiden. Diese dann mit dem Sojajoghurt vermischen.

V. Nach einer Stunde die Noriblattstreifen aus dem Wasser nehmen, zerhacken, zum Joghurt hinzugeben und alles ordentlich miteinander vermengen.

VI. Das Joghurtgemisch dann mit dem Dill, dem Gurkensud sowie mit Salz und Pfeffer würzen.

VII. Die Auberginenstücke mit einem Küchentuch gründlich abtupfen und in einer Pfanne unter Zugabe von Öl scharf anbraten. Im Anschluss erkalten lassen und ebenfalls unter die Joghurtmasse mischen bevor der Salat serviert wird.

PORRIDGE MIT BANANEN UND CHIA

Gerade an kalten Tagen im Herbst und Winter ist ein warmes Frühstück genau das richtige. Dieses Porridge kann ohne Probleme auch mit glutenfreien Haferflocken zubereitet werden.Dadurch passt es noch besser in die Low Carb Ernährung.

Zutaten für 2 Portionen:

- ☐ 350 ml Pflanzenmilch
- ☐ 250 ml Wasser
- ☐ 70 Gramm Haferflocken
- ☐ 20 Gramm gemahlene Haselnüsse (oder andere Nüsse)
- ☐ Etwas Zimt
- ☐ 2 kleine Banane
- ☐ 25 Gramm Walnüsse
- ☐ 2 tl Chiasamen

Zubereitung:

Koche die Pflanzenmilch mit den Haferflocken, dem Wasser, den Haselnüssen und dem Zimt in einem Topf auf. Rühre die Mischung regelmäßig um.

Zermatsche mit einer Gabel 1,5 der 2 Bananen und gebe das Mus dazu.

Fülle das Porridge nun in zwei Schüsseln. Die Chia Samen, die halbe Banane und die Walnüsse bilden das Topping für das warme Frühstück.

QUINOA-SCHOKOLADEN-GRANOLA

Zubereitungszeit: 45 Minuten
2 Portionen

Zutaten:
30 g Quinoaflocken
30 g gepuffter Quinoa
2 EL Sonnenblumenkerne
1 EL Kokosflocken
30 g Zartbitterschokolade
1 TL Kakaopulver
1 TL Olivenöl
½ TL brauner Rohrzucker
½ TL Ahornsirup
¼ Vanilleschote
Salz

Zubereitung:
1. Ofen auf 120 Grad Ober- und Unterhitze vorheizen.
2. Quinoaflocken, gepufften Quinoa, Sonnenblumenkerne, Kokosflocken, Zucker und Kakaopulver mit einer Prise Salz in einer großen Schüssel miteinander vermengen.
3. Olivenöl und Ahornsirup in einem Schälchen miteinander verrühren. Vanilleschote längs halbieren, Mark mit einem scharfen Messer auskratzen und

hinzufügen. Danach zu den trockenen Zutaten geben und verrühren.

4. Schokolade mit einer Reibe raspeln und unter die Masse heben.

5. Ein Backblech mit einem Stück Backpapier auslegen und die Mischung gleichmäßig auf dem Blech verteilen.

6. Auf mittlerer Schiene für 15-20 Minuten backen. Granola mit einem Bratenwender vermischen und erneut für 10-15 Minuten backen.

7. Aus dem Ofen holen, vollständig auskühlen lassen und mit Pflanzenmilch servieren oder in einem verschließbaren Gefäß aufbewahren.

HAFERBREI MIT PFLAUMEN

Kalorien: 245,6 kcal | Eiweiß: 5,8 g | Fett: 7,3 g | Kohlenhydrate: 37,5 g

Zubereitungszeit: 15 Minuten

Zutaten für eine Portion:

35 Gramm Haferflocken | 1 TL pflanzliche Margarine | 100 ml Hafermilch | 3 Pflaumen entsteint und geviertelt | eine Messerspitze Zimt gemahlen | 1/2 TL Puderzucker

Zubereitung:

Die Haferflocken in der Margarine leicht anrösten bis es etwas nussig duftet. Mit der Hafermilch aufgießen und aufkochen. Die Pflaumen, den Zimt und den Puderzucker dazu geben. Bei kleiner Flamme für 10 Minuten köcheln lassen und mehrmals umrühren.

TOFUSALAT MIT ZUCCHINI UND KÜRBIS

4 Portionen
1 mittelgroßer Hokkaidokürbis
400 g Tofu
1 große Zucchini
2 Knoblauchzehen
Saft einer ½ Zitrone
1 Bund Schnittlauch
1 Bund Basilikum
etwas Sojasauce
eine Prise Salz
eine Prise Pfeffer

Zutaten für die Marinade
2 gehackte Zwiebel
2 TL Senf
2 gepresste Knoblauchzehen
60 ml Olivenöl
5 EL Balsamico Essig
eine Prise Salz
eine Prise Pfeffer

Schneiden Sie zuerst den Tofu in kleine Würfel. Dann vermengen Sie den Saft der halben Zitrone, etwas Sojasauce sowie die gepressten Knoblauchzehen gut miteinander und marinieren den Tofu dann darin. Danach schneiden Sie den Kürbis und die Zucchini in kleine Stücke. Erhitzen Sie etwas Öl in einer Pfanne und dünsten Sie die Kürbis- und Zucchinistücke darin, bis sie bißfest sind. Danach würzen Sie sie mit Salz und Pfeffer und schmecken Sie gut ab.

Dann braten Sie den marinierten Tofu in einer Pfanne mit heißem Öl knusprig und mischen dann das Gemüse unter.

Für die Marinade vermengen Sie die gehackten Zwiebel, die gepresste Knoblauchzehe, den Senf, den Balsamico Essig und das Olivenöl. Würzen Sie mit Salz und Pfeffer je nach Geschmack.

Gießen Sie nun die Marinade über die Tofu-Gemüse Mischung. Vor dem Servieren am besten noch mit Basilikum und Schnittlauch garnieren.

SANDWICH MIT ERDNUSSBUTTER UND MARMELADE

Zubereitungszeit: **10 Minuten**

Portionen: **2**

Zutaten:
- 2 Bananen
- 8 Vollkorntoastbrote
- 4 EL Erdnussbutter
- 4 EL Marmelade nach Wahl

Zubereitung:
1. Die Toastbrote nach Wunsch vorher einmal toasten. Dann nebeneinanderlegen.
2. Bananen schälen und in Scheiben schneiden.
3. Eine Toasthälfte mit Marmelade bestreichen und die andere mit der Erdnussbutter.
4. Bananenscheiben auf die Marmeladenseite platzieren und die Erdnussbutterhälfte drauflegen.
5. Zum Schluss diagonal vierteln oder halbieren.

WALNUSS LINSEN DIP

Portionen: 2 - VORBEREITUNG: **10 MINUTEN** – ZUBEREITUNG: **25 MINUTEN**   Glutenfrei

Servieren Sie die Creme zu Toast oder bewahren Sie sie im Kühlschrank für bis zu 5 Tage.

Mittlere Hitze

- ¾ Becher braune oder grüne Linsen
- ¾ Tasse Walnüsse
- 2 Schalotten, gehackt
- 2 Knoblauchzehen, gehackt
- 2 Teelöffel frische Thymianblätter (oder 1 Teelöffel getrockneter, zerdrückter Thymian)
- 1 Esslöffel Reis oder Apfelessig
- 2 Teelöffel frisch gepresster Zitronensaft
- ½ Teelöffel Salz
- 1 Esslöffel weißes oder rotes Miso (optional, aber wenn Sie es weglassen, fügen Sie zusätzlich ¼ Teelöffel Salz hinzu).
- ¼ Teelöffel schwarzer Pfeffer

1)   Linsen in eine mittelgroße Pfanne geben und mit genügend Wasser füllen, um die Linsen einzutauchen.

2) Linsen hinzugeben und für 18-20 Minuten köcheln lassen. Abtropfen lassen und beiseitelegen.

3) Eine mittelgroße Pfanne bei schwacher Hitze erwärmen und Walnüsse hinzufügen. Unter ständigem Rühren rösten, bis sie leicht gebräunt sind. Beiseitestellen.

4) Pfanne wieder bei mittlerer Hitze auf das Herd stellen und Olivenöl und Schalotten hinzugeben.

5) 2 Minuten unter ständigem Rühren kochen und Knoblauch hinzufügen. Weitere 3 Minuten kochen.

6) Linsen dazugeben und gut vermengen.

7) Walnüsse zusammen mit dem Salz in eine Küchenmaschine zu einer Masse mixen.

8) Linsenmischung zusammen mit den restlichen Zutaten und ½ Tasse Wasser hinzufügen. Zu einer glatten Masse verarbeiten.

Kalorien: 238; **Fett:** 11g; **Kohlenhydrate:** 23g; **Ballaststoffe:** 2g; **Protein:** 12g

ASIATISCHE NUSS-MISCHUNG

Nährwerte: Kalorien: 687,3 kcal, Eiweiß: 23,1 Gramm, Fett: 56,2 Gramm, Kohlenhydrate: 17,1 Gramm

Für eine Portion benötigst du:
50 Gramm Erdnüsse
50 Gramm Cashew Nüsse
1 EL Kokosöl
1/2 TL Ingwer, gerieben
1 TL Palmzucker
2 Limettenblätter, in Streifen geschnitten
2 getrocknete Chili
Salz
Abrieb einer Limette

So bereitest du dieses Gericht zu:
Alle Zutaten in einer Pfanne gut rösten, auskühlen lassen und snacken.

SUPPE MIT BIRNE UND BROKKOLI

Nährwerte:

- Kalorien: 161,3 kcal
- Eiweiß: 5,4 Gramm
- Fett: 9,8 Gramm
- Kohlenhydrate: 11,6 Gramm

Für eine Portion benötigst du:

- 1/2 Birne
- 1/2 TL Haselnussöl
- 80 Gramm Brokkoli
- 200 ml Gemüsebrühe
- 1 Prise Natron
- 1 Prise Kreuzkümmel gemahlen
- Salz und Pfeffer
- 1 EL Soja Joghurt
- 1 EL Mandel-Blättchen geröstet

So bereitest du dieses Gericht zu:

Die Birne in Würfel schneiden und für einige Minuten im Öl anbraten. Den Brokkoli in Rosen teilen und hinzugeben. Mit der Brühe aufgießen und das Natron hinzugeben. Alles für 7 Minuten köcheln lassen und mit Kreuzkümmel, Salz und Pfeffer abschmecken. Mit dem

Stabmixer pürieren, anrichten und mit Soja Joghurt und Mandel-Blättchen garnieren.

CEVICHE VEGANO

Für: 3 Personen
Schwierigkeitsgrad: einfach
Dauer: 15 Minuten

Zutaten

200g weiße Champignons
2 Limetten den Saft davon
1 Prise Salz
300g Strauchtomaten
0,5 Zwiebel rot, klein
1 Avocado reif, klein
0,5 handvoll Koriander
Chili nach Geschmack
2EL Olivenöl
1 Prise Salz

Zubereitung

1. Champions putzen und mit Limettensaft und salz eine halbe Stunde ziehen lassen.
2. Tomaten vom Kerngehäuse und der Flüssigkeit befreien und das Fruchtfleisch klein schneiden.
3. Tomatenfleisch in eine Schüssel geben und mit Olivenöl unterheben.
4. Rote Zwiebel und Avocado klein schneiden und zu den Tomaten geben . Champignons vom Saft abschöpfen und dazugeben. Koriander und Chili (nach

Geschmack) kleinhacken und mit den restlichen Zutaten vorsichtig vermischen.

5. Mit Olivenöl und Salz abschmecken.

SPAGHETTI MIT LINSENBOLOGNESE

Für 6 Personen
Zubereitungszeit: ca. 1,5 Stunden
Schwierigkeitsgrad: leicht

Zutaten:
100 Gramm Karotten
2 Zwiebeln
100 Gramm Stangensellerie
100 Gramm Champignons
150 Gramm Tellerlinsen
8 Esslöffel Olivenöl
3 Esslöffel Tomatenmark
2 Teelöffel Ahornsirup
600 Gramm Dosentomaten
200 Milliliter Gemüsebrühe
100 Milliliter trockener Rotwein
1 Rosmarinzweig
Bio-Hefeflocken
3 Knoblauchzehen
2 Teelöffel Salz
1 Lorbeerblatt
500 Gramm vegane Spaghetti

Zubereitung:
1. Sellerie, Karotten, Zwiebeln und Champignons würfeln. Olivenöl erhitzen und das Gemüse darin unter gelegentlichem Umrühren schmoren. Tomatenmark

mit Ahornsirup dazugeben und zwei Minuten köcheln lassen. Linsen, Tomaten, Wein und Gemüsebrühe dazugeben. Fein gehackten Knoblauch mit Lorbeerblatt und Rosmarin dazugeben. Ungefähr 90 Minuten köcheln lassen. Mit den Gewürzen abschmecken.
2. Spaghetti nach Packungsanleitung kochen. Bolognese über die Spaghetti geben und Hefeflocken darüberstreuen.

BLUMENKOHL-CURRY-SUPPE

Ergibt 4 Portionen

Fertig in: 25min   Schwierigkeit: leicht

600g Blumenkohl	2EL Koriandergrün
5cm Ingwer	**200g Sojajoghurt**
1EL Kreuzkümmel	**2EL Zitronensaft**
1TL Currypulver	Salz und Pfeffer
900ml Gemüsebrühe	Kokosöl zum Braten

LOS GEHT´S

1. Kohl in Stücke schneiden, Ingwer fein hacken.
2. Kokosöl in einen großen Topf geben und Kreuzkümmel kurz anrösten.
3. Kohl, Ingwer, Gemüsebrühe und Currypulver hinzugeben und bei geschlossenem Deckel etwa 15 Minuten köcheln lassen bis der Kohl gar ist.
4. Sojajoghurt hinzugeben, nachdem alles etwas abgekühlt ist pürieren und mit Zitronensaft, Salz und Pfeffer abschmecken.
5. Mit gehacktem Koriandergrün verzieren, servieren und genießen.

PRIK NAHM PLAH

Diese aus der thailändischen Küche stammende Sauce wird in der traditionellen Variante mit Fischsauce zubereitet – hier in einer nicht weniger schmackhaften aber veganen Version!

Schwierigkeitsgrad: leicht

Portionen: 2
Zubereitungsdauer: 30 Minuten

Zutaten

- ☐ 1 Teelöffel Ingwer
- ☐ 1 Teelöffel Knoblauch, gehackt
- ☐ 2 Teelöffel Palmzucker
- ☐ 2 Esslöffel Wasser
- ☐ 4 Esslöffel Sojasauce
- ☐ 1 Kaffir-Limettenblatt
- ☐ 1 Limette
- ☐ 2 Chilischoten
- ☐ 2 rote Thaizwiebeln sonst ¼ rote Zwiebel
- ☐ Koriandergrün

Zubereitung

I. Zunächst den Ingwer, den Knoblauch, das Koriandergrün sowie die Zwiebeln in feine Stücke hacken, den Palmzucker zerstoßen und die Limette unterdessen entsaften.

II. Im Anschluss den gehackten Ingwer, den Knoblauch und die Zwiebeln in einer Schüssel mit dem Limettensaft, der Sojasauce, dem Wasser sowie dem Zucker ordentlich vermischen.

III. Dann die Chilischoten entkernen bis nur noch die gewünschte Anzahl an Kernen übrig bleibt. Anschließend die Chilis in dünne Ringe schneiden.

IV. Das Kaffir-Limettenblatt danach aufrollen und es in möglichst schmale Streifen teilen. Diese dann zusammen mit dem gehackten Koriandergrün in die in Schritt zwei angemischte Flüssigkeit geben, durchrühren und für einen Moment ziehen lassen.

Tipp: Die Zubereitung dieses Dips ist variabel, so können zum Beispiel der Ingwer, das Kaffir-Limettenblatt und die Zwiebel vollkommen weggelassen werden oder sie werden nur einzeln zum Dip hinzugefügt – abhängig davon, zu was der Dip angereicht werden soll. Optimal schmeckt er beispielsweise auch zu purem Reis oder auch zu Speisen, die von Natur aus nur wenig oder gar keine Sauce beinhalten.

CHILI MIT SÜßKARTOFFELN

Gut, Süßkartoffeln sollten im Rahmen von einer veganen Low Carb Ernährung nicht jeden Tag auf dem Tisch stehen. Allerdings sind Süßkartoffeln glutenfrei und machen sehr satt. Ideal ist dieses Rezept daher für den größeren Hunger und dem Wunsch nach ein wenig Kohlenhydraten.

Zutaten:
- [ ] 500 Gramm Süßkartoffeln
- [ ] 300 Gramm Möhren
- [ ] 150 Gramm Sojageschnetzeltes
- [ ] 1 Dose Mais
- [ ] 1 Dose Kidneybohnen
- [ ] 80 Gramm Stangensellerie
- [ ] 1 Zwiebel
- [ ] 500 ml Passata (Tomatenpüree)
- [ ] Öl zum Anbraten
- [ ] Curry, Kurkuma, Paprika, Salz, Pfeffer und Sojasoße nach Wunsch

Zubereitung:
1. Zur Zubereitung vom Sojageschnetzelten gibst du dieses in eine ausreichend große Schüssel und streust etwas Salz darüber. Dann wird es mit kochendem Wasser übergossen und muss für 15 Minuten ziehen.

2. In der Zwischenzeit kannst du das Gemüse vorbereiten und in kleine Stücke schneiden, die Zwiebel hacken und die Bohnen abgießen und mit Wasser abwaschen.

3. Drücke das Sojageschnetzelte aus und brate es im Öl in einer Pfanne an. Gebe nun die Gewürze dazu und lösche es nach Wunsch mit etwas Sojasoße ab.

4. In einem Topf wird die Zwiebel in ein wenig Öl glasig angedünstet. Die Süßkartoffeln und Möhren kommen dazu. Nach kurzem Anbraten deckst du diese mit Wasser ab, gibst die Passata dazu und lässt das Gemüse 10 Minuten köcheln.

5. Im nächsten Schritt kommen die Bohnen mit in das Chili. Alles wird ein wenig eingekocht und nach Geschmack gewürzt. Die Sojaschnetzel wirfst du auch mit in den Topf. Das Chili schmeckt übrigens auch am nächsten Tag, kann aufgewärmt und erweitert werden.

KLASSISCHE NUDELN MIT TOMATENSOßE

Zubereitungszeit: 25 Minuten
2 Portionen

Zutaten:
150 g Dinkelnudeln
50 g Lauch (grüner Anteil)
60 g frischer Babyspinat
200 g passierte Tomaten
2 TL Tomatenmark
1 EL Olivenöl
½ TL getrockneter Oregano
½ TL getrockneter Majoran
½ TL getrockneter Thymian
Salz und Pfeffer

Zubereitung:

1. Salzwasser in einem Topf zum Kochen bringen und die Nudeln darin nach Packungsanweisung garen. Wer keinen Dinkel verträgt, der greift zu einer glutenfreien Variante oder zu Reisnudeln.
2. Lauch waschen und den grünen Anteil in dünne Streifen schneiden. Spinat waschen und in die welken Blätter entfernen.
3. Olivenöl in einem Topf erhitzen und zunächst den Lauch für 2-3 Minuten darin anbraten. Danach den

Spinat hinzufügen, bis dieser eingefallen ist und eine dunkelgrüne Farbe angenommen hat.

4. Mit den passierten Tomaten ablöschen und das Tomatenmark in die Soße einrühren. Mit Oregano, Majoran und Thymian würzen und mit Salz und Pfeffer abschmecken.

5. Abgedeckt für 5-10 Minuten köcheln lassen.

6. Nudeln abgießen, gemeinsam mit der Soße auf zwei Tellern oder in zwei Schälchen anrichten und servieren.

COUSCOUS BOWL

Kalorien: 417,6 kcal | Eiweiß: 11,8 g | Fett: 20,4 g | Kohlenhydrate: 43,9 g

Zubereitungszeit: 20 Minuten

Zutaten für eine Portion:

100 Gramm Couscous | 150 ml Gemüsebrühe | Salz | Pfeffer | eine Messerspitze Zimt | 30 Gramm Blumenkohl | 50 Gramm Kichererbsen küchenfertig | 20 Gramm Rucola | 10 Gramm Mandeln gehobelt | 1 EL Chiliöl zum Beträufeln

Zubereitung:

Den Couscous mit der kochenden Brühe übergießen und für 10 Minuten quellen lassen. Salzen, pfeffern und in die Bowl füllen. Den Blumenkohl und die Kichererbsen auf ein Backblech geben, mit Zimt bestreuen und für 10 Minuten bei 180° Celsius backen. Auf dem Couscous verteilen. Mit Rucola garnieren, mit Mandeln bestreuen und mit Chiliöl verfeinern.

QUINOA-AVOCADO SALAT MIT ORANGEN

4 Portionen
3 Orangen
2 Avocado
250 gr Quinoa
1 Bund Sellerie
1 EL Salatkräuter
1 Schuss Olivenöl
eine Prise Salz
eine Prise Pfeffer

Waschen Sie zuerst die Quinoa in einem Sieb, lassen Sie ihn abtropfen und bringen Sie ihn dann mit der doppelten Menge Wasser, salz und reichlich Salatkräutern zum Kochen. Lassen Sie ihn dann so lange bei niedriger Hitze köcheln, bis die gesamte Flüssigkeit von der Quinoa aufgesaugt wurde.

Stellen Sie die Quinoa dann beiseite und lassen Sie ihn etwas abkühlen. Währenddessen können Sie 2 der 3 Orangen schälen, filetieren und dann in feine Scheiben schneiden. Die dritte Orange pressen Sie aus.

Schälen Sie danach die Avocados. Schneiden Sie sie in Streifen und dann in etwa 2 cm große Stücke. Waschen Sie etwa 4 Stangen Sellerie und schneiden Sie ihn in feine Scheiben.

Dann bereiten Sie das Dressing zu: hierfür vermengen Sie den Orangensaft mit dem Olivenöl, dem Salz und dem Pfeffer.

Heben Sie dann die Orangen und den Stangensellerie unter der mittlerweile abgekühlten, lauwarmen Quinoa. Dann geben Sie das Dressing hinzu und zum Schluß heben Sie vorsichtig die Avocados unter.

Servieren Sie den Salat mit Weißbrot.

SCHOKOLADIGES QUINOA FRÜHSTÜCK

Zubereitungszeit: **20 Minuten**

Portionen: **2**

Zutaten:
- 2 EL Leinsamen
- 2 TL Ahornsirup
- 1 EL Kakaopulver
- 1 Apfel
- 75 g Quinoa
- 150 ml Kokosmilch
- 1 EL Kokosflocken
- 1 EL gehackte Walnüsse

Zubereitung:

1. Quinoa unter Wasser abspülen. Mit 150 ml Wassser in einem Topf aufkochen lassen.
2. Apfel waschen und würfeln.
3. Kokosmilch, Leinsamen, Ahornsirup und Kakaopulver zur Quinoa dazugeben und verrühren.
4. Fertigen Quinoa auf zwei Schüsseln aufteilen und mit Walnüssen und Kokosflocken toppen.

ASIA MÜSLI

Portionen: **4** - VORBEREITUNG: **10 MINUTEN** – ZUBEREITUNG: **15 MINUTEN**   Familienrezept

Mit Sojamilch oder -joghurt servieren.

150°C Backen

- 50ml Ahornsirup
- 100g Kokosraspeln
- 100g geröstete Erdnüsse
- 320g Müslimischung, ohne Früchte
- 1 TL Ingwerpulver
- 2 EL Öl

Backofen auf 150°C vorheizen.

In einer Pfanne Ahornsirup und Öl erhitzen. Ingwerpulver unterrühren.
Kokosraspeln, Erdnüsse und Müsli hinzufügen und für 5 Minuten rösten lassen.
Pfanne in den Ofen stellen und für weitere 25 Minuten rösten lassen. Einige mal umrühren.
Aus Ofen nehmen und kühlen.

Kalorien: 335; **Fett:** 10g; **Kohlenhydrate:** 29g; **Ballaststoffe:** 9g; **Protein:** 10g

ARABISCHE TAHINI-PASTA

Nährwerte: Kalorien: 249,3 kcal, Eiweiß: 7,6 Gramm, Fett: 11,1 Gramm, Kohlenhydrate: 28 Gramm

Für eine Portion benötigst du:
80 Gramm gekochte Nudeln
2 Knoblauchzehen
2 Tomaten
1 Stange Staudensellerie
Saft einer halben Zitrone
2 EL Koriander, gehackt
1 Messerspitze Kardamom, gemahlen
1 EL Tahini-Paste
1 Prise Zimt
Salz und Pfeffer

So bereitest du dieses Gericht zu:
Den Knoblauch hacken, die Tomaten und den Staudensellerie klein schneiden und zusammen mit Zitronensaft, Koriander, Kardamom, Tahini, Zimt und Nudeln in einen Topf geben. Für etwa 5 Minuten köcheln lassen, mit Salz und Pfeffer würzen und anrichten.

GURKEN KALTSCHALE MIT GRANATAPFEL UND WASABI

Nährwerte:

- Kalorien: 90,7 kcal
- Eiweiß: 3,2 Gramm
- Fett: 2,3 Gramm
- Kohlenhydrate: 13,8 Gramm

Für eine Portion benötigst du:

- 1 Gurke
- 1 Knoblauchzehe
- 1 Messerspitze Wasabi
- Saft einer Limette
- 1 Prise Vanillezucker
- 100 ml Soja Joghurt
- 50 ml kalte Gemüsebrühe
- Salz
- 2 Zweige Kerbel
- 1 EL Granatapfelkerne

So bereitest du dieses Gericht zu:

Alle Zutaten außer den Granatapfelkernen in den Mixer geben und für etwa eine Minute zu einer cremigen, kalten Suppe pürieren. Anrichten und mit den Kernen des Granatapfels garnieren.

ROTE BEETE RAVIOLI MIT CASHEW-FÜLLUNG

Für: 2 Personen
Schwierigkeitsgrad: einfach
Dauer: 10 Minuten Gesamtzeit

Zutaten

1 mittelgroße rote Beete

¼ Portion Cashew-Käse (alternative schnellere Variante: ½ Tasse Cashews mit 2 EL Zitronensaft, 1 EL Hefeflocken und Salz mixen oder fertigen veganen Frischkäse verwenden)

frische Kräuter (z.B. Brunnenkresse oder Rucola) und Balsamicocreme als Deko

Zubereitung

1. Rote Beete zunächst gut waschen und auf dem Hobel in feine Scheiben schneiden.

2. Dann jeweils 1 TL Cashew-Käse auf zwei Schieben auf den Teller setzen. Mit Kräutern und Balasmicocreme servieren.

HIRSEBREI MIT APRIKOSEN

Für 2 Portionen
Zubereitungszeit: 25 Minuten
Schwierigkeitsgrad: leicht

Zutaten:
125 Gramm Hirse
¼ Liter Mandelmilch
¼ Liter Wasser
¼ Tafel vegane Schokolade
2 Esslöffel Xylitol
6 reife Aprikosen
Mark einer halben Vanilleschote

Zubereitung:
1. Mandelmilch mit Wasser erhitzen, die Hirse dazugeben und verrühren. Vegane Schokolade dazugeben. Etwa 12 Minuten köcheln und anschließend 15 Minuten quellen lassen.
2. Aprikosen in Spalten schneiden und mit etwas Wasser, Vanillemark und Xylitol kurz aufkochen. Die noch warmen Aprikosen über den Hirsebrei geben.

KICHERERBSENSUPPE

Ergibt 2 Portionen

Fertig in: 30min	Schwierigkeit: leicht

150g Kichererbsen, gekocht	300ml Gemüsebrühe
1 Süßkartoffel	2EL Kokosöl
1cm Stück Ingwer	1TL Muskat
1 Zwiebel	Salz und Pfeffer
250ml Kokosmilch	

LOS GEHT´S

1. Zwiebel und Ingwer schälen und klein hacken. Süßkartoffel schälen, waschen und in kleine Würfel schneiden.
2. Öl in einer Pfanne erhitzen. Zwiebeln und Ingwer anbraten. Süßkartoffel hinzugeben und mit Gemüsebrühe ablöschen. Etwa 15 Minuten bei kleiner Flamme köcheln lassen.
3. Kichererbsen hinzugeben und weitere 5 Minuten köcheln lassen.
4. Vom Herd nehmen. Kokosmilch hinzugeben und alles im Mixer cremig pürieren. Mit Muskat, Salz und Pfeffer abschmecken.

5. In tiefen Tellern servieren und genießen.

ANANAS-MANGO-SMOOTHIE

Gerade wenn es morgens einmal schnell gehen muss, sollte ein Frühstück darunter dennoch nicht leiden müssen... Deshalb kommt hier die schnelle und sehr leckere Abhilfe!

Schwierigkeitsgrad: leicht
Portionen: 2
Zubereitungsdauer: 5 Minuten

Zutaten

Smoothie:

- ☐ 250 ml Kokoswasser (alternativ frisches Wasser)
- ☐ ½ Teelöffel Ingwer
- ☐ 2 Handvoll frischer Spinat
- ☐ ¼ Ananas
- ☐ 1 Orange
- ☐ 2 Bananen, in Scheiben eingefroren

Außerdem:

- ☐ 1 Esslöffel Chiasamen
- ☐ ½ Mango, reif

Zubereitung

I. Als erstes die Mango schälen, den Stein entfernen und das Fruchtfleisch in Stücke schneiden. Diese mit einem Pürierstab oder in einem Mixer zu einem Mangobrei verarbeiten und diesem dann die Chiasamen untermengen.

II. Dann alle für den Smoothie gedachten Zutaten in einen Mixer geben oder mit einem Pürierstab zu einem geschmeidigen Smoothie verarbeiten.

III. Den Smoothie in Gläser umfüllen und den Mango-Chia-Brei darüber verteilen.

KICHERERBSEN SNACK

Einfach, gesund, vegan und low carb zugleich - das sind doch genug Gründe für diesen Snack oder? Ich liebe Kichererbsen bei Hunger zwischendurch und sie sind auch ein toller Ersatz für Chips bei einer Runde Netflix am Abend.

Zutaten:
- 400 Gramm Kichererbsen (Dose oder Glas)
- Sonnenblumen- oder Rapsöl
- Jeweils 1 tl Salz, Cayennepfeffer, Kreuzkümmel, Paprika edelsüß und nach Wunsch Knoblauch und Chili

Zubereitung:

1. Die Kichererbsen in ein Sieb schütten und mit kaltem Wasser gründlich abspülen.

2. Nun trocknest du die Kichererbsen mit einem Küchentuch ab und breitest diese auf einem Backblech mit Backpapier aus.

3. Backe diese bei einer Temperatur von 190 Grad für rund 30 Minuten. Am Ende sollten die Kichererbsen gebräunt und knusprig sein.

4. Nun vermischst du alle Gewürze in einer Schüssel und gibst ein wenig Öl auf die Kichererbsen.

5. Im noch warmen Zustand wälzt du die Kichererbsen in der Gewürzmischung und lässt diese auskühlen - fertig ist dein Snack. Ich persönlich nehme manchmal noch ein wenig Zitronensaft.

QUINOA-SUSHI

Zubereitungszeit: 25 Minuten
2 Portionen

Zutaten:
100 g Quinoa
300 ml Brühe
2 Blätter Nori
1 kleine Möhre
¼ Gurke
3 kleine Radieschen
1 TL Misopaste
1 EL Reisessig
2 TL brauner Rohrzucker
1 EL Sesamöl
1 EL Sojasoße
1 Msp. Kurkuma
Frischer Schnittlauch
Salz und Pfeffer

Zubereitung:

1. Brühe in einem Topf zum Kochen bringen. Quinoa abbrausen und darin für 15-20 Minuten köcheln lassen. Mit Kurkuma und einer Prise Salz würzen.

2. In der Zwischenzeit die Möhre waschen, schälen und in schmale Stifte schneiden. Gurke und Radieschen waschen und ebenfalls in Stifte schneiden.
3. Ein wenig Wasser in einem Topf erhitzen und das Gemüse darin für 3-4 Minuten andünsten. Das Gemüse sollte noch bissfest sein.
4. Gemüse in eine Schüssel füllen und mit der Misopaste sowie etwas Pfeffer und Salz würzen.
5. Schnittlauch waschen, trocken schütteln und fein hacken. Nun unter das Gemüse heben.
6. Für den Dip Sesamöl und Sojasoße in einem Schälchen miteinander verrühren.
7. Quinoa vom Herd nehmen und den Reisweinessig und den Zucker in die Masse einrühren.
8. Noriblätter auf einer glatten Arbeitsfläche ausbreiten. Nun erst den Quinoa und danach die Gemüsemischung auf den Blättern verteilen. Einrollen und in Stücke schneiden.
9. Sushi auf zwei Tellern anrichten und gemeinsam mit dem Dip servieren.

BROKKOLISUPPE MIT MANDELN

Kalorien: 116,8 kcal | Eiweiß: 5,8 g | Fett: 6,8 g | Kohlenhydrate: 5,3 g

Zubereitungszeit: 25 Minuten

Zutaten für eine Portion:

1 Schalotte | 1 TL Sesamöl | 200 ml Gemüsebrühe | eine Messerspitze Natron | 120 Gramm Brokkoliröschen | 1 Salbeiblatt | Salz | Pfeffer | eine Prise Muskatnuss | 50 ml Mandelmilch | 1 EL Mandeln gehobelte

Zubereitung:

Die Schalotte klein schneiden und im Sesamöl anrösten. Mit der Brühe aufgießen und Natron einrühren. Brokkoli und Salbei hinzugeben und für 15 Minuten köcheln lassen. Mit Salz, Pfeffer und Muskat abschmecken und mit dem Stabmixer pürieren. Mit Mandelmich verfeinern, anrichten und mit gehobelten Mandeln garnieren.

WEIßKOHL MIT TOFU

Zubereitungszeit: **45 Minuten**

Portionen: **2**

Zutaten:
- 250 g Kräutertofu
- 10 g Ingwer
- 4 EL Sojasauce
- 300 g Weißkohl
- 4 EL Kokosöl
- 2 TL Limettensaft
- 2 EL Cashewkerne
- 2 Möhren
- 3 Frühlingszwiebeln
- 100 ml Gemüsebrühe

Zubereitung:

1. Ingwer schälen, reiben und mit der Sojasauce in einer Schüssel vermischen. Tofu in Scheiben schneiden, in eine Auflaufform legen und mit der Sojasaucenmischung beträufeln. Für 15 Minuten stehen lassen und einmal wenden.

2. Chasewkerne hacken.

3. Weißkohl in Streifen schneiden. Möhren schälen und klein schneiden. Frühlingszwiebeln waschen und in Ringe schneiden. Dann das gemüse in etwas Öl anbraten und mit Brühe ablöschen. Für 7 Minuten schmoren lassen.

4. Den Tofu etwas trocken tupfen und in einer Pfanne mit Öl anbraten.
5. Das gemüse mit Limettensaft und der Tofumarinade würzen. Zusammen mit dem Tofu und den Cashewkernen servieren.

FLADENBROT

Portionen: **4** - VORBEREITUNG: **20 MINUTEN** – ZUBEREITUNG: **15 MINUTEN**   Einfrierbar

Diese indischen Fladenbrote können sowohl flach gebraten als auch gebacken

Braten

- 500g Weißmehl
- 2 TL Salz
- 7g Hefe
- 3 EL Olivenöl
- 300ml Wasser

48)   1)   Mehl, Salz, Hefe und Öl in einer großen Schüssel mischen und so viel Wasser hinzufügen, dass ein weicher Teig entsteht. Gut kneten.

2)   In eine leicht eingefettete Schüssel geben und 1 Stunde gehen lassen.

3)   Teig in 8 Stücke zu je 250g teilen. Mit einem Nudelholz zu einem Kreis kneten.

4)   Auf einem leicht bemehlten Backblech 5 Minuten gehen lassen.

5)   Eine große Pfanne auf mittlerer Hitze erhitzen und jeweils jede Seite backen. Insgesamt 5 Minuten

Kalorien: 255; **Fett:** 5g; **Kohlenhydrate:** 47g; **Ballaststoffe:** 2g; **Protein:** 7g

GEFÜLLTE KARTOFFELN

Nährwerte: Kalorien: 151,6 kcal, Eiweiß: 5 Gramm, Fett: 3,3 Gramm,

Kohlenhydrate: 24,4 Gramm

Für eine Portion benötigst du:
1 große gekochte Kartoffel
20 Gramm Kürbis
20 Gramm Kichererbsen aus der Dose
1 Knoblauchzehe
1/4 Paprika, rot gewürfelt
1/2 TL Oregano
Salz und Pfeffer

So bereitest du dieses Gericht zu:
Die Kartoffel halbieren und mit dem Löffel vorsichtig auskratzen. Den Inhalt mit den restlichen Zutaten in den Mixer geben, mit Salz und Pfeffer abschmecken und die Kartoffel wieder damit befüllen. Im Ofen bei 180 °C für 10 Minuten backen.

TOMATENSUPPE MIT BASILIKUM

Nährwerte:

- Kalorien: 102,1 kcal
- Eiweiß: 3,2 Gramm
- Fett: 5,5 Gramm
- Kohlenhydrate: 8,9 Gramm

Für eine Portion benötigst du:

- 1/2 rote Zwiebel
- 1/2 Stange Staudensellerie
- 1 TL Tomatenmark
- 1 TL Olivenöl
- 1 Messerspitze Paprikapulver
- 1 EL Balsamicoessig
- 150 Gramm Tomatenstücke aus der Dose
- 50 ml Gemüsebrühe
- 1/2 Bund Basilikum
- Salz und Pfeffer

So bereitest du dieses Gericht zu:

Die Zwiebel und den Staudensellerie klein schneiden und zusammen mit dem Tomatenmark im Ölivenöl dunkel anrösten. Paprikapulver einrühren und mit Balsamicoessig ablöschen. Die Tomatenstücke und die

Brühe hinzugeben und alles für 6 Minuten kochen lassen. Mit Salz und Pfeffer abschmecken, Basilikum grob hacken und einrühren, für 2 Minuten ziehen lassen und anrichten.

VOLLKORNPASTA MIT CHAMPIGNON-SAUCE

Für: 4 Personen
Schwierigkeitsgrad: einfach
Dauer: 25 Minuten Gesamtzeit

Zutaten

500 g vegane Vollkornnudeln
2 rote Zwiebeln
1 Knoblauchzehe
400 g Champignons
1 Esslöffel Olivenöl
4 Esslöffel Mandelmus
400 ml Mandelmilch
1/2 Teelöffel Muskat
400 frischer Babyspinat
1 Handvoll Mandeln
Salz, Pfeffer

Zubereitung

1. Nudeln laut Packungsanleitung kochen.
2. Knoblauch und Zwiebel schälen und fein hacken. Champignons gut putzen und in feine Scheiben schneiden.
3. In einer Pfanne Olivenöl erhitzen. Knoblauch und Zwiebel darin andünsten. Champignons hinzufügen und ca. 5 Minuten anbraten.
4. Mandelmus und Mandelmilch verrühren. Salzen, Pfeffern und mit Muskat abschmecken.

5. Mandelmischung zu den Champignons in die Pfanne geben.

6. Zum Abschluss den Blattspinat unterheben und leicht zusammenfallen lassen. Sauce mit Salz und Pfeffer abschmecken.

7. Dann die Mandeln hacken. In einer separaten Pfanne anrösten und die Nudeln zur Deko damit bestreuen.

PIZZA NAANSTYLE

Für 2 Portionen
Zubereitungszeit: 30 Minuten
Schwierigkeitsgrad: leicht

Zutaten:
1 Packung Naanbrot (4 Stück)
1 Frühlingszwiebel
8 Cherrytomaten
1 Teelöffel Ras el Hanout
3 Esslöffel Tomatenmark
Pfeffer, Kreuzkümmel, Salz, Knoblauchpulver, Oregano
3 Esslöffel Olivenöl
4 Champignons
Veganer Käse

Zubereitung:
1. Frühlingszwiebel in Ringe schneiden und im Olivenöl andünsten. Kräuter, Tomatenmark und Gewürze dazugeben und mitbraten. Tomate in Stücke schneiden, dazugeben und kurz braten.
2. Sauce über dem Brot verteilen. Champignons in Scheiben schneiden und darübergeben. Käse auf der Pizza verteilen.
3. Pizza bei 200 Grad Ober- und Unterhitze zehn Minuten backen. Auf Grillfunktion noch sieben Minuten weiterbacken.

SCHARFE MÖHREN IN MANDELMILCH

Ergibt 2 Portionen

Fertig in: 15min	Schwierigkeit: leicht

300g Karotten	1TL Gemüsebrühe
1 kleine Zwiebel	1TL Kokosöl
1cm Ingwer	5 Blättchen Koriander
75ml Mandelmilch	Salz

LOS GEHT´S

1. Karotten schälen und in ca. 1cm dicke Streifen schneiden.
2. Zwiebeln und Ingwer schälen und klein hacken.
3. Öl in einer Pfanne erhitzen, Zwiebeln und Ingwer darin anbraten.
4. Karottenstreifen hinzufügen und ca. 5 Minuten anbraten.
5. Mandelmilch und Gemüsebrühe verrühren und in die Pfanne geben.
6. Köcheln lassen bis die gewünschte Konsistenz der Karotten erreicht ist.
7. Mit Koriander und Salz abschmecken.
8. Servieren und genießen.

GEMÜSE-SANDWICH

In diesem Rezept wird ein Vollkorn-Sandwich zu einem morgendlichen Highlight – belegt mit vielen leckeren Gemüsesorten wird es zu einem optimalen Start in den Tag.

Schwierigkeitsgrad: leicht
Portionen: 2
Zubereitungsdauer: 10 Minuten

Zutaten

- ☐ 2 Handvoll frischer Babyspinat
- ☐ 4 Scheiben Vollkorn-Sandwichtoast
- ☐ 1 Prise Kala Namak Salz
- ☐ ¼ Salatgurke
- ☐ 1 Avocado, reif
- ☐ 1 Tomate
- ☐ Basilikumblätter

Zubereitung

I. Zu Beginn die Avocado schälen und das Fruchtfleisch in Scheiben schneiden. Die Tomate unter fließendem lauwarmen Wasser abspülen und ebenfalls in Scheiben schneiden. Die Salatgurke ebenso grünlich abwaschen und längs in Scheiben schneiden.

II. Den Spinat zusammen mit den Basilikumblättern ebenfalls erst einmal unter lauwarmen Wasser gründlich abwaschen und mit einem Küchentuch etwas trocken tupfen.

III. Dann die Toastscheiben jeweils mit einer Avocadoscheibe belegen und diese mit dem Kala Namak-Salz würzen. Dann mit dem Belegen fortfahren und zunächst jeweils eine Gurkenscheibe, darauf dann Spinatblätter, Tomatenscheiben und abschließend Basilikumblätter schichten bevor die andere Toastbrotscheibe als Deckel das Sandwich abschließt.

IV. Die Sandwiches zuletzt noch diagonal durchschneiden um ihnen die bekannte Form zu verleihen und dann genießen.

TASSENKUCHEN AUS DER MIKROWELLE

Ohne einen Tassenkuchen für den Notfall geht doch heute gar nichts mehr. Eine Mikrowelle muss dafür natürlich vorhanden sein. Übrigens: Obwohl er normalerweise in der Tasse angerührt wird, mache ich das lieber in einer Schüssel. Sonst ist der Teig schwer zu mischen.

Zutaten:
- ☐ 4 EL Dinkelmehl
- ☐ 6 EL Pflanzenmilch
- ☐ 2 - 3 EL Xucker
- ☐ 1 EL ungesüßter Backkakao
- ☐ 1 TL Backpulver
- ☐ 1 EL Öl
- ☐ 1 EL Zitronensaft

Zubereitung:
1. Alle Zutaten gut miteinander vermischen und bei 700 Grad für 2,5 bis 3 Minuten backen. Fertig!

HAUSGEMACHTE GNOCCHI

Zubereitungszeit: 40 Minuten
2 Portionen

Zutaten:
125 g Kartoffeln
60 g Dinkelmehl
½ TL getrocknete Hefe
1 TL Olivenöl
Salz und Pfeffer

Zubereitung:

1. Salzwasser in einem Topf zum Kochen bringen. Kartoffeln waschen, schälen und in Würfel schneiden. In das Wasser geben und für 15-20 Minuten garen lassen.
2. Kartoffeln abgießen, in eine Schüssel füllen und mit einem Kartoffelstampfer oder einer Gabel zerdrücken, so lange die Kartoffeln noch warm sind. Kartoffeln zur Seite stellen und abkühlen lassen.
3. Sobald die Kartoffeln abgekühlt sind, Mehl und hinzufügen und mit einer Prise Salz würzen. Die Zutaten zu einer glatten Teigmasse kneten.
4. Eine glatte Arbeitsfläche mit ein wenig Mehl bestäuben. Teig in längliche „Schlangen" rollen und in

etwa 2 cm große Stücke schneiden. Danach jeden Gnocchi mit einer Gabel eindrücken, sodass das typische Muster entsteht.

5. Erneut Salzwasser in einem Topf zum Kochen bringen und jeweils 10-15 Gnocchi für 2-3 Minuten garen lassen. Wenn die Gnocchi fertig sind, schwimmen sie an der Oberfläche und können mit einer Schaumkelle oder einem Löffel aus dem Wasser genommen werden.

6. Olivenöl in einer Pfanne erhitzen und die Gnocchi darin für 5-8 Minuten anbraten. Mit Salz und Pfeffer würzen.

7. Auf zwei Tellern anrichten und als Hauptspeise oder als Beilage zu Salat oder gedünstetem Gemüse servieren.

TOMATENSUPPE

Kalorien: 264,5 kcal | Eiweiß: 9,5 g | Fett: 8,3 g | Kohlenhydrate: 36,1 g

Zubereitungszeit: 80 Minuten

Zutaten für vier Portionen:

2 rote Zwiebeln | 2 Zehen Knoblauch | 1 TL Kokosblüten Zucker | 1 EL Tomatenmark | 1 EL Olivenöl | 100 ml Rotwein | 600 Gramm geschälte Tomaten | 1 Lorbeerblatt | 1/2 Bund Basilikum | Salz | Pfeffer

Zubereitung:

Zwiebel und Knoblauch klein schneiden und im Olivenöl glasig anschwitzen. Mit dem Kokosblüten Zucker karamellisieren und das Tomatenmark einrühren und leicht anrösten. Mit dem Rotwein ablöschen und mit den Tomaten aufgießen. Das Lorbeerblatt hinzugeben und alles bei kleiner Hitze für eine Stunde köcheln lassen. Den gehackten Basilikum einrühren, mit Salz und Pfeffer abschmecken und anrichten.

GEFÜLLTE CHAMPIGNONS

4 Portionen
200 gr Tofu
1 Packung große Champignons
7 getrocknete, für 15 Min. in Wasser eingeweichte, Tomaten
2-3 Zehen Knoblauch
italienische Kräuter
eine Prise Salz
eine Prise Pfeffer
etwas Öl für die Form

Waschen Sie zuerst die Champignons und entfernen Sie die Stiele. Pürieren Sie die Stiele, die Tomaten, den Knoblauch, den Tofu und die Gewürze dann zu einer feinen Masse und schmecken Sie sie ab.
Legen Sie danach die Champignonkappen in eine ofenfeste, zuvor ausgefettete Form und füllen Sie sie mit der pürierten Tofumasse.
Backen Sie die Pilze nun für etwa 30 Minuten bei 200° Grad, bis die Champignons schön weich sind und die Füllung leicht gebräunt ist.
Die gefüllten Champignons passen gut als Beilage oder auch als Hauptspeise. In diesem Fall am besten noch Tomatensauce dazu reichen.

GEFÜLLTE CHAMPIGNONS

Zubereitungszeit: **10 Minuten**

Portionen: **15 Stück**

Zutaten:
- 150 ml mexikanische Salsa
- 15 Champignons
- Salz und Pfeffer
- 3 EL Mais
- 1 EL Mehl
- 3 EL Kidenybohnen
- 100 g veganen, geriebenen Käse
- 1 Grillschale
- Etwas Öl

Zubereitung:

1. Pilze putzen und den Stamm entfernen. Die Köpfe aushölen und mit Öl bepinseln.

2. Mais, Bohnen und Salsasauce in einer Schüssel verrühren. Salz und Pfeffer zugeben und Mehl unterrühren.

3. Die Pilze mit der Salsamischung füllen und mit Käse bedecken.

4. Dann die Pilze in eine Grillschale legen und bei geschlossenem Deckel für 7 Minuten grillen lassen.

BLATTKOHL MIT PASTINAKEN

Scheiben: **20** - VORBEREITUNG: **10 MINUTEN** – ZUBEREITUNG: **20 MINUTEN**   Vegetarisch

Wenn Sie es gern scharf mögen, können Sie noch Chiliflocken, geräuchertes Paprikapulver oder andere Gewürze auf die Kartoffel streuen.

Kochen

- 225g Blattkohl
- 2 kleine Pastinaken
- ¼ TL Kurkuma
- ½ TL gemahlener roter Pfeffer
- ½ TL gemahlener schwarzer Pfeffer
- Etwas Salz
- 2 EL Pflanzenöl

    54)

1) Kohlblätter gründlich waschen und Stiel entfernen. Alles in 6mm dicke Streifen schneiden. Grob zerkleinern.

2) Das untere vom Stiel entfernen und Stiel in 6mm kleine Stücke schneiden.

3) Pastinaken schälen und waschen. Beide Enden entfernen. In vier Stücke schneiden und in 6mm große Stücke hacken.

4) Überschussiges Wasser ausdrücken.

5) Kohlblätter, gehackte Stängel, Kurkuma, etwas roten und schwarzen Pfeffer und Salz in einen Topf geben.

6) Bei mittlerer Hitze unter gelegentlichem Rühren 9 Minuten garen.

7) Öl in einer Pfanne erhitzen und Pastinaken geben. Etwas roten und schwarzen Pfeffer und Salz hinzufügen. Unter ständigem Rühren 8 Minuten kochen.

8) Pastinaken in den Topf geben und servieren.

Pro Portion: Kalorien: 35; **Fett:** 3g; **Kohlenhydrate:** 12g; **Ballaststoffe:** 13g; **Protein:** 4g

STEIRISCHER BACK-TOFU-SALAT

Nährwerte: Kalorien: 399,9 kcal, Eiweiß: 15,8 Gramm, Fett: 20 Gramm, Kohlenhydrate: 36,3 Gramm

Für eine Portion benötigst du:
50 Gramm Feldsalat
2 Kirschtomaten
1 gekochte Kartoffel
Salz und Pfeffer
1 EL Apfelessig
2 EL Wasser
Majoran
100 Gramm geräucherter Tofu
2 EL Hafermilch
1 EL Maismehl
1 EL Kürbiskerne, grob gerieben
3 EL Paniermehl
Öl zum Frittieren
1 EL Kürbiskernöl

So bereitest du dieses Gericht zu:
Die Tomaten halbieren und die Kartoffel in Scheiben schneiden. Mit dem Feldsalat vermengen und mit Salz, Pfeffer, Apfelessig, Wasser und Majoran marinieren. Den Tofu leicht salzen und das Maismehl mit der Hafermilch verquirlen. Den Tofu hindurchziehen und im Paniermehl und den Kürbiskernen wälzen.

Im heißen Öl für 2 Minuten frittieren und abtupfen. Auf dem Salat anrichten und mit dem Kürbiskernöl beträufeln.

ROTKOHL- SALAT

Nährwerte:

- Kalorien: 180,9 kcal
- Eiweiß: 3 Gramm
- Fett: 9 Gramm
- Kohlenhydrate: 20,7 Gramm

Für eine Portion benötigst du:

- 60 Gramm Rotkohl gehobelt
- 1/2 rote Zwiebel in Streifen
- 1/4 Möhre geraspelt
- 1/4 Birne gewürfelt
- 1 Feige geviertelt
- Salz und Pfeffer
- 2 EL Soja Joghurt
- 1 EL Zitronensaft
- 1 EL Walnussöl
- 1 EL Petersilie gehackt
- 1 Prise Zimt

So bereitest du dieses Gericht zu:

Obst und Gemüse in eine Schüssel geben und vermengen. Aus den restlichen Zutaten ein Dressing rühren und den Salat damit marinieren. Für 15 Minuten ziehen lassen und anrichten.

Frühstück

LECKERE VOLLKORNWAFFELN

Für: 4 Personen
Schwierigkeitsgrad: normal
Dauer: 80 Minuten Gesamtzeit

Zutaten

2EL Ahorn-, Agaven- oder Obstdicksaft
50g Margarine, milchfrei
1Prise Salz
250ml Wasser
200g Weizen, Dinkel, Buchweizen oder Mais
1TL Zimt

Zubereitung

1. Das Getreide zuerst fein mahlen und dann mit etwas Salz und Zimt mischen.

2. Margarine, Agaven-, Ahorn- oder Obstdicksaft mit dem Mehl und Wasser zu einem dickflüssigen Teig verrühren und diesen zugedeckt etwa 30-60 Minuten quellen lassen.

3. Abschließend nochmals gut durchrühren und in das vorgeheizte Waffeleisen gießen.

HIRSE-BOWL MIT FRÜCHTEN

Für 1 Portion
Zubereitungszeit: 10 Minuten
Schwierigkeitsgrad: leicht

Zutaten:
½ Tasse Hirse
1 Tasse Mandelmilch
1 Teelöffel Kurkuma
1 Messerspitze Ingwerpulver
1 Messerspitze Zimt
Ahornsirup
Nüsse und Früchte nach Wahl

Zubereitung:
1. Hirse heiß abspülen. Milch aufkochen und Hirse mit den Gewürzen hinzugeben. Zugedeckt 10 Minuten köcheln lassen. Mit Ahornsirup süßen.
2. Hirse mit Früchten und Nüssen in einer Schüssel anrichten.

ZUCCHINIPUFFER MIT

Joghurt-Gurkensauce
Ergibt 4 Portionen

Fertig in: 15min   Schwierigkeit: leicht

1kg Zucchini
2 Zwiebeln
500g Sojajoghurt

½ Bund Pfefferminze
Salz und Pfeffer
Leinsamenöl zum Braten

LOS GEHT´S

1. Zucchini waschen und Zwiebeln schälen. Dann beides klein reiben und in eine Schüssel geben. Mit Salz und Pfeffer würzen.
2. Für die Gurkensauce: Minze grob hacken und mit Sojajoghurt, Salz und Pfeffer vermischen.
3. Öl in einer Pfanne erhitzen. Teig löffelweise in die Pfanne geben und von beiden Seiten goldbraun anbraten.
4. Zusammen mit der Gurkensauce servieren und genießen.

WINTER PORRIDGE MIT DATTELN UND ZIMT

Haferbrei mag sich erst einmal nicht unbedingt nach einem wirklich leckeren Frühstück anhören, doch er kann richtig lecker sein. Und nicht nur das, er steckt auch noch voller Vitamine und wichtiger Eiweiße.

Schwierigkeitsgrad: leicht
Portionen: 2
Zubereitungsdauer: 10 Minuten

Zutaten

- ☐ 120 g Haferflocken
- ☐ 200 ml Pflanzenmilch
- ☐ 1 Teelöffel Kokosöl
- ☐ 1 Teelöffel Zimt
- ☐ 4 Medjoul-Datteln

Zubereitung
I. Als erstes 300 Milliliter Wasser aufkochen. Die Haferflocken in einen Topf geben und mit dem kochenden Wasser aufgießen. Die Haferflocken-Wassermischung so einige Zeit stehen lassen, damit die Haferflocken das gesamte Wasser aufgesogen haben und somit sowohl aufgequollen als auch deutlich weicher geworden sind.

II. Dann die Milch aufgießen und den Topfinhalt für 5 bis 10 Minuten bei mittlerer Hitze vor sich hin köcheln lassen, sodass sich eine cremige Masse ergibt.

III. Anschließend den Zimt unter den Porridge rühren und ein wenig mitköcheln lassen.

IV. Derweil die Datteln in mundgerechte Stückchen kleinschneiden, ebenfalls mit in den Topf geben, noch einmal alles ordentlich miteinander verrühren und dann servieren.

TOMATENSALAT MIT LINSEN

Ganz schnell, lecker und dabei ein wenig anders ist dieser Salat mit Linsen und Tomaten. Du benötigst nur wenige Zutaten und wenige Minuten zur Zubereitung.
Zutaten:
- ☐ 5 bis 6 mittelgroße Tomaten
- ☐ 125 Gramm Linsen
- ☐ 1 Zwiebel
- ☐ 450 ml Gemüsebrühe
- ☐ Nach Geschmack 1 Knoblauchzehe
- ☐ 3 EL Pflanzenöl
- ☐ Salz und Pfeffer sowie etwas frischer Zitronensaft

Zubereitung:
1. Koche die Linsen für etwa 5 bis 7 Minuten in der Gemüsebrühe und gieße diese im Anschluss ab.

2. Schneide Tomaten, Zwiebeln und den Knoblauch in kleine Stücke.

3. Die Gewürze der Zitronensaft und das Olivenöl mischst du in einer Schüssel und gibst das Dressing zum Gemüse dazu. Im letzten Schritt kommen die noch lauwarmen Linsen unter den Salat.

HIMBEER-QUINOA-PUDDING

Zubereitungszeit: 35 Minuten
2 Portionen

Zutaten:
200 g Quinoa
100 g Himbeeren
300 ml Mandelmilch
2 TL Chiasamen
2 TL Ahornsirup
1 TL Zimt

Zubereitung:

1. Mandelmilch auf dem Herd zum Kochen bringen. Quinoa gut abbrausen und hinzufügen. Für 15-20 Minuten bei mittlerer Temperatur köcheln lassen. Danach gemeinsam mit den Chiasamen in eine große Schüssel geben und für 5-10 Minuten zum aufquellen zur Seite stellen.
2. Ahornsirup und Zimt einrühren. Himbeeren waschen und vorsichtig unter den Pudding heben.
3. Auf zwei Schälchen verteilen und servieren.

GEBRATENER REIS MIT SPROSSEN

Kalorien: 204,9 kcal | Eiweiß: 4,6 g | Fett: 3,7 g | Kohlenhydrate: 37 g

Zubereitungszeit: 15 Minuten

Zutaten für eine Portion:

1 Schalotte | 50 Gramm frische Jackfrucht | 1/2 TL Ingwer gerieben | 1 Chili | 1 TL Kokosöl | 1 Tasse Jasminreis gekocht | 1 EL Orangensaft | 1 EL Sojasauce | 40 Gramm Brokkolisprossen | 20 Gramm Alfalfasprossen | 20 Gramm Sojasprossen | 1 EL Kerbel gehackt

Zubereitung:

Schalotte und Jackfrucht klein schneiden, die Chili hacken und zusammen mit dem Ingwer im Kokosöl anbraten. Den Reis mitbraten und mit Orangensaft und Sojasauce abschmecken. Die Sprossen unterheben, durchschwenken, anrichten und mit Kerbel bestreuen.

LINSEN-CURRY MIT MANGO

2 Portionen
300 g rote Linsen
15 g frischen Ingwer
4 Schalotten
1 Zehe Knoblauch
3 Möhren
150 ml Kokosmilch
2 Mangos
400 ml (vegane) Gemüsebrühe
1 Bund glatte Petersilie
2 EL Rapsöl
1 TL Currypulver
1/2 TL Kreuzkümmel
1 TL Kurkumapulver
Salz und Pfeffer

Zunächst Knoblauch, Schalotten und Ingwer schälen und klein hacken. Die Möhren in kleine Würfel schneiden und die Petersilie waschen, trocknen und ebenfalls fein hacken. Grobe Stängel der Petersilie bitte wegschneiden.
Schalotten, Ingwer, Knoblauch und die klein geschnittenen Möhren in heißem Öl anschwitzen. Anschließend die Linsen dazu geben und mit Kurkuma, Kreuzkümmel und Curry würzen. Mit der Gemüsebrühe ablöschen und alles gemeinsam für eine Minute aufkochen. Nun noch die Kokosmilch dazugießen, bei

Bedarf mit Pfeffer und Salz nachwürzen und alles rund zehn Minuten auf kleiner Hitze köcheln.

Zum Schluss wird das gewürfelte Mangofruchtfleisch mit der Hälfte der gehackten Petersilie in den Topf gegeben. Danach muss das Gericht noch fünf Minuten ziehen, bevor es serviert werden kann.

Abschließend mit Salz und Pfeffer abschmecken. Vor dem Servieren mit gehackter Petersilie bestreuen.

KOHLRABI RAGOUT MIT BROKKOLI

Zubereitungszeit: **15 Minuten**

Portionen: **6**

Zutaten:
- 10 Kirschtomaten
- 750 g Kohlrabi
- 900 g Brokkoli
- 250 ml Gemüsebrühe
- Salz und Pfeffer
- 250 ml Kokosmilch
- 1 Bund Frühlingszwiebeln
- 1 TL Currypaste

Zubereitung:
1. Brokkoli in Röschen teilen. Kohlrabi schälen und in kleine Stücke schneiden. Frühlingszwiebel waschen und hacken.
2. Frühlingszwiebel auf einer Pfanne mit Öl anbraten. Dann die Tomaten und Kohlrabi zugeben und für 5 Minuten dünsten.
3. Currypaste unterrühren. Kokosmilch und Brühe zugießen und köcheln lassen.
4. Dann auf tellern verteilen und mit Gewürzen abschmecken.

KOKOSNUGGETS MIT MANGOSALAT

Portionen: 4 - VORBEREITUNG: **33 MINUTEN** – ZUBEREITUNG: **7 MINUTEN**   Familienrezept

Für dieses leckere Nugget-Rezept benötigt man eine unreife Mango und Zitronengras.

Kochen

- 200g Mango
- 25g Zwiebel
- 2 EL Zitronensaft
- 30g Korianderblätter
- 95g Gemüsepaprika
- 200g Zucchini
- ¼ Stück Jalapeño
- ½ TL Meersalz
- 1/8 TL Cayennepfeffer
- 120g Blumenkohl
- 1 EL Schnittlauch
- 60g Hanfsamen, geschält
- 185ml Wasser
- 125 Sonnenblumenöl
- 125 Olivenöl

- 60ml Zitronensaft
- 2 EL Apfelessig
- 1 TL Meersalz
- ¼ TL schwarzer Pfeffer
- 2 TL Nährhefe
- 8 Blatt Endivie

63)   64)

1) Mango schälen, Fruchtfleisch vom Kern schneiden und grob schneiden. Das Ende vom Zitronengras fein reiben. Zwiebel pellen und mit Kräutern in feine Streifen schneiden. Chilischote ebenso. Saft von einer Limette abreiben und Schale abreiben.

2) Zutaten in eine Schüssel geben und gut durchkneten. Mit Salz und Zucker abschmecken. 10 Minuten ziehen lassen.

3) Währenddessen Süßkartoffeln schälen, halbieren und in 1,5cm Scheiben schneiden. In kochendes Wasser mit der Hälfte des Limettensafts 5-7 Minuten kochen.

4) Speisestärke mit Wasser und Salz verrühren. Grob mahlen und mit Kokosraspeln vermischen.

5) Süßkartoffel mit Mehl bestäuben und durch den Teig ziehen. In Kokosraspeln wenden.

6) Öl in einer Pfanne erhitzen und Nuggets von beiden Seiten goldbraun braten.

Pro Portion: Kalorien: 202; **Fett:** 11g; **Kohlenhydrate:** 21g; **Ballaststoffe:** 4g; **Protein:** 2g

AUFLAUF MIT MÖHREN UND ORANGEN

Nährwerte: Kalorien: 485 kcal, Eiweiß: 5,1 Gramm, Fett: 34,1 Gramm,

Kohlenhydrate: 35,8 Gramm

Für eine Portion benötigst du:
150 Gramm Möhren
1 Orange, filetiert
1/2 cm Ingwer, gerieben
2 Knoblauchzehen, gehackt
1/2 TL Thymian
1 Chili, gehackt
1 Prise Kümmel, gemahlen
100 ml Kokosmilch
1 EL Kokosraspeln
Salz und Pfeffer

So bereitest du dieses Gericht zu:
Die Möhren in Scheiben schneiden und mit den Orangen in eine Auflaufform geben. Mit den Gewürzen und Kräutern bestreuen und mit der Kokosmilch übergießen. Mit den Kokosraspeln bedecken und im Ofen bei 180 °C für 30 Minuten backen.

PIKANTE WAFFELN

Nährwerte:

- Kalorien: 428,2 kcal
- Eiweiß: 1,7 Gramm
- Fett: 9,8 Gramm
- Kohlenhydrate: 80,6 Gramm

Für eine Portion benötigst du:

- 100 Gramm Mehl
- 1/2 TL Flohsamenschalen
- 1/2 TL Backpulver
- 1 Prise Salz
- 1 TL Sesamöl
- 100 ml Mandelmilch
- 20 ml Sodawasser
- 1/2 rote Zwiebel fein gewürfelt
- 1 Knoblauchzehe fein gewürfelt
- 1/2 TL Thymian gehackt

So bereitest du dieses Gericht zu:
Alle Zutaten zu einem glatten Waffelteig verrühren und im Waffeleisen backen. Unbedingt das Waffeleisen gut vorheizen und dünn mit Öl bestreichen.

MISO-GEGRILLTE AUBERGINEN IN REISBOWL

Für: 4 Personen
Schwierigkeitsgrad: normal
Dauer: 60 Minuten Gesamtzeit

Zutaten

1/4 einer Gurke
1 EL Puderzucker
7 EL japanischer Reisessig
300g Sushi-Reis
3 Auberginen, (750g insgesamt)
3 Esslöffel süßes Weiß (Shiro) Miso
1 Esslöffel Mirin Reiswein
4 Frühlingszwiebeln
1 Esslöffel Sesamsamen, optional

Zubereitung

1. Gurke in dünne Scheiben schneiden und in eine Schüssel geben. Je 1 große Prise Meersalz und Zucker, 2 Esslöffel Reisessig dazugeben und in die Gurke einmassieren.

2. Eine Schüssel oben auf die Schüssel legen und mit etwas Schwerem darauf geben. Stellen Sie es beiseite, damit das überschüssige Wasser abfließen kann.

3. Spülen Sie den Reis gut aus, bis das Wasser fast klar ist. Abgießen und zusammen mit 375 ml Wasser in einen kleinen Topf geben.

4. Einen Glasdeckel aufschlagen, zum Kochen bringen, dann 25 Minuten bei schwacher Hitze kochen oder bis man Löcher in der Oberfläche des Reises sehen kann (nicht versucht sein, den Deckel anzuheben). Nehmen Sie die Hitze ab und lassen Sie sie 20 Minuten abgedeckt liegen.

5. Falten Sie 4 Esslöffel Reisessig, die Esslöffel Zucker und 1 Prise Salz in den Reis.

6. Stellen Sie den Grill auf hoch. Vierteln Sie die Aubergine der Länge nach und schneiden Sie das Fleisch. Mit der Fleischseite nach oben auf ein mit Folie ausgekleidetes Backblech legen und 15 Minuten oder fast bissfest grillen.

7. Mischen Sie Miso und Mirin mit dem restlichen Esslöffel Reisessig und 1 Esslöffel Wasser. Die Hälfte der Glasur über die Aubergine streichen; grillen 8.Sie weitere 8 bis 10 Minuten, und bürsten Sie mit der restlichen Glasur bis zur Hälfte.

8. In der Zwischenzeit die Sesamsamen (falls verwendet) in einer trockenen Pfanne goldbraun anrösten.

9. Legen Sie die Aubergine auf ein Bett aus Klebreis. Die Frühlingszwiebeln feinschneiden und fein schneiden, mit den Sesamsamen über die Aubergine streuen und mit der Gurkenbeize an der Seite servieren.

VEGANE SUSHI-BOWL

Für 2 Portionen
Zubereitungszeit: 30 Minuten
Schwierigkeitsgrad: leicht

Zutaten:
300 Gramm Sushireis
2 Karotten
1 Gurke
1 Avocado
2 Noriblätter
1 kleines Stück Ingwer
Sojasauce

Zubereitung:
1. Reis nach Packungsanleitung kochen. Karotte, Gurke und Noriblätter in feine Streifen, Avocado in Spalten schneiden. Ingwer schälen, würfeln und mit Sojasauce mischen.
2. Reis mit dem Gemüse in zwei Schüsseln anrichten.

PAPRIKA MIT LINSENFÜLLUNG

Ergibt 2 Portionen

Fertig in: 40min	Schwierigkeit: leicht

4 Paprika	200g rote Linsen
4EL Sesamöl	200ml Gemühsebrühe
1 Zwiebel	Salz und Pfeffer
1cm Ingwer	

LOS GEHT´S

1. Backofen auf 200° vorheizen.
2. Linsen nach Packungsanleitung weich kochen.
3. Ingwer und Zwiebel schälen und in klein hacken.
4. Deckel der Paprika abschneiden und von den inneren Kernen befreien.
5. Öl in einer Pfanne erhitzen und die Paprika kurz anbraten. Dann herausnehmen.
6. In dem restlichen Öl Zwiebeln anbraten. Dann die Gemüsebrühe und die Linsen hinzugeben und alles 15 Minuten kochen lassen. Mit Salz und Pfeffer würzen
7. Linsen in die Paprika füllen und die gefüllten Paprika 15 Minuten in den Backofen geben und backen.
8. Servieren und genießen.

GURKENSALAT (LOW CARB)

Eine besonders erfrischende Vorspeise, die besonders in der wärmeren Jahreszeit oftmals auf den Tisch kommt. Ob zu Gegrilltem oder einfach pur – dieser Gurkensalat ist immer eine Köstlichkeit und dazu auch nochkohlenhydratarm.

Schwierigkeitsgrad: leicht
Portionen: 2
Zubereitungsdauer: 10 Minuten

Zutaten

- ☐ 30 g Frühlingszwiebeln
- ☐ 400 g Gurken
- ☐ 2 Esslöffel Olivenöl
- ☐ 4 Stängel Petersilie
- ☐ 2 Prisen Meersalz
- ☐ 2 Prisen Pfeffer

Zubereitung

I. Zunächst die Gurke unter fließendem lauwarmen Wasser gründlich abwaschen, abtrocknen und mithilfe einer Reibe zu dünnen Scheiben verarbeiten. Alternativ kann die Gurke auch mit einem Messer in möglichst dünne Scheiben geschnitten werden.

II. Die Frühlingszwiebel ebenfalls abspülen, die Enden abschneiden und in feine Ringe kleinschneiden. Die Petersilie waschen, trocknen, die Blätter abzupfen und diese fein zerhacken.

III. Die Gurkenscheiben dann in einer Schüssel mit den Frühlingszwiebeln, dem Olivenöl und der Petersilie vermengen.

IV. Den Gurkensalat abschließend noch einmal mit Salz und Pfeffer würzen bevor er serviert wird.

MUFFINS MIT MANGO TO GO

Köstlich und toll für das Energietief am nachmittag sind diese Muffins, die durch das Mangopüree fruchtig schmecken.

Zutaten für 12 Muffins:

- ☐ 200 Gramm Dinkelmehl
- ☐ 100 Gramm gemahlene Haselnüsse
- ☐ 100 Gramm dunkle vegane Schokolade
- ☐ 60 Gramm Xucker
- ☐ 1 Packung Backpulver
- ☐ Jeweils 1 EL Leinsamenpulver und Vanillezucker
- ☐ 1 Prise Salz
- ☐ 200 Gramm Sojajoghurt Vanille oder Natur
- ☐ 3 EL vegane Butter, geschmolzen
- ☐ 150 Gramm Mangopüree

Zubereitung:

1. Mische erst alle trockenen Zutaten ohne die Schokolade. Hacke die Schokolade und hebe sie unter.

2. In einer separaten Schüssel mischst du den Sojajoghurt mit der Butter und dem Mangopüree. Jetzt alle Zutaten zusammenmischen ohne zu stark zu rühren.

3. Fülle den Teig in Muffinförmchen und backe die Muffins im auf 180 Grad vorgeheizten Ofen für 25 bis 30 Minuten. Mit einer Stäbchenprobe findest du heraus, ob sie gar sind.

ZUCCHINI-REIS-SCHNITTCHEN

Zubereitungszeit: 45 Minuten
4-6 Portionen

Zutaten:
250 g Zucchini
1 kleine Möhre
70 g Reis
6 EL Dinkelmehl
6 EL Rapsöl
6 EL Wasser
2 EL Backpulver
Salz

Zubereitung:

1. Ofen auf 180 Grad Ober- und Unterhitze vorheizen.
2. Salzwasser in einem Topf zum Kochen bringen und den Reis darin für 5-7 Minuten bei mittlerer Temperatur köcheln lassen.
3. Nun den Eiersatz zubereiten. Hierfür das Mehl mit dem Backpulver in einem Schälchen vermengen und mit Öl und dem Wasser verrühren. Zur Seite stellen. Wer kein herkömmliches Backpulver verträgt, greift auf Weinsteinbackpulver zurück.

4. In der Zwischenzeit die Zucchini waschen und mit einer Reibe feinraspeln. Möhre waschen, schälen und ebenfalls klein raspeln.

5. Gemüse in eine große Schüssel füllen und mit dem Eiersatz und einer Prise Salz vermengen. Reis abgießen und unter die Masse heben.

6. Masse gleichmäßig in einer kleinen Auflaufform verteilen.

7. Auf mittlerer Schiene für 30-35 Minuten backen.

8. Aus dem Ofen holen, vollständig auskühlen lassen, in Streifen oder Quadrate schneiden und servieren.

GRATIN MIT TOFU UND TOMATEN

Kalorien: 157,3 kcal | Eiweiß: 10,6 g | Fett: 9,5 g | Kohlenhydrate: 6,2 g

Zubereitungszeit: 20 Minuten

Zutaten für eine Portion:

2 Tomaten in Scheiben geschnitten | 50 Gramm Zucchini in Scheiben geschnitten | 100 Gramm geräucherter Tofu in Scheiben geschnitten | 5 Basilikumblätter | Salz | Pfeffer | 20 Gramm geriebenen veganen Mozzarella | 20 Gramm Rucola | 1 EL Olivenöl

Zubereitung:

Tofu in eine Auflaufform geben und mit Tomaten und Zucchini belegen. Mit Basilikum, Salz und Pfeffer würzen und den veganen Mozzarella darauf verteilen. Im Backrohr bei 180° Celsius bei Ober- und Unterhitze für 12 Minuten backen. Rucola mit Olivenöl marinieren und zusammen mit dem Gratin anrichten.

RUCOLA PASTA IN FALSCHER SAHNE-CHAMPIGNON SAUCE

2 Portionen
250 gr Champignons
250 gr Pasta Ihrer Wahl
50 gr ungesalzene Cashewnüsse
2 EL Reissahne
2 EL Hefeflocken
1 Bund Rucola
1 TL Senf
1 Zehe Knoblauch
eine Prise Muskat
eine Prise Salz und Pfeffer
etwas Gemüsebrühe
etwas Wasser

Kochen Sie die Pasta Ihrer Wahl in Salzwasser bissfest, danach abgießen. Putzen Sie den Rucola und hacken Sie ihn grob. Putzen Sie auch die Champignons und braten Sie sie dann in einer Pfanne an, bis die gesamte Flüssigkeit verdampft ist. Nehmen Sie danach die Pfanne vom Her.
Anschließend pürieren Sie im Mixer die Cashewkerne, die Reissahne, die Hefeflocken, den Muskat und den Knoblauch. Rühren Sie nach und nach Wasser unter, bis die Sauce Ihre gewünschte Konsistenz erreicht hat und schmecken Sie sie dann mit Salz, Pfeffer und der Gemüsebrühe ab.

Nun geben Sie die Sauce zu den Champignons hinzu und mischen diese mit der Pasta. Richten Sie alles auf Tellern an und verteilen Sie den Rucola darauf.

COUSCOUS SALAT MIT TOFU

Zubereitungszeit: **15 Minuten**

Portionen: **2**

Zutaten:
- 250 g Kirschtomaten, gewürfelt
- 500 ml Wasser
- 250 g Couscous
- 4 getrocknete Tomaten, gewürfelt
- ½ Bund Frühlingszwiebeln, gehackt
- 1 TL Curry
- 200 g marinierte Tofu, zerbröselt
- ½ TL Gemüsebrühe

Für das Dressing:

- ¼ TL Paprikapulver
- 2 EL Olivenöl
- Salz und Pfeffer
- Chiliflocken
- 2 EL Heller Balsamico

Zubereitung:
1. Wasser aufkochen lassen und den Couscous damit übergießen. Gemüsebrühe und Curry zugeben und vermischen. Für 10 Minuten ziehen lassen.
2. Tofu, Kirschtomaten, getrocknete Tomaten und Frühlingszwiebel unter den Couscous heben.

3. Dressingzutaten verrühren und über den Salat gießen.

BULGUR TABOULEH

Portionen: **8** - VORBEREITUNG: **15 MINUTEN** – ZUBEREITUNG: **0 MINUTEN**   Einfach

Diese Bulgur Beilage ist die einfachste vegane Beilage aller Zeiten und enthält nur wenige Zutaten. Passt gut zu Hummus und Falafel

Kochen

- 120g Bulgurweizen
- 75ml Olivenöl
- 4 EL Zitronensaft
- 5 Tomaten
- 4 fein geschnittene Frühlingszwiebel
- Eine Handvoll gehackte Petersilie
- Eine Handvoll gehackte Minzblätter
- 75ml Olivenöl
- 4-5 EL Zitronensaft

1) 120g feiner Bulgur Weizen in kaltem Wasser für 15 Minuten einweichen.

2) Abtropfen lassen, in Schüssel geben und mit 75ml Olivenöl und 4 EL Zitronensaft mischen.

3) 30 Minuten ruhen lassen

4) 5 Tomaten entkernen und feinhacken und mit 4 geschnittenen Zwiebeln, Petersilie, Minzblätter vermengen.

5) Zum Schluss 75ml Olivenöl und 5 EL Zitronensaft einrühren.

Pro Portion: Kalorien: 305; **Fett:** 25g; **Kohlenhydrate:** 14g; **Ballaststoffe:** 4g; **Protein:** 3g

KARTOFFELPUFFER MIT APFELMUS

Nährwerte: Kalorien: 292,7 kcal, Eiweiß: 4,1 Gramm, Fett: 5,6 Gramm, Kohlenhydrate: 54,5 Gramm

Für eine Portion benötigst du:
60 Gramm gekochte und 60 Gramm rohe Kartoffeln
1 TL Maismehl
1 Messerspitze Vanillezucker
etwas Öl zum Braten
1 Apfel
20 ml Apfelsaft
1 Messerspitze Lebkuchengewürz
1 TL Ahornsirup

So bereitest du dieses Gericht zu:
Die Kartoffel reiben und mit Maismehl und Vanillezucker vermengen. Kurz rasten lassen und zu einem schönen Puffer formen. In etwas Öl für 3 Minuten pro Seite goldgelb backen. Den Apfel klein schneiden und für 8 Minuten im Apfelsaft dünsten. Mit Lebkuchengewürz und Ahornsirup abschmecken, mit dem Stabmixer pürieren und zum Puffer anrichten.

FARFALLE A LA PESTO

Nährwerte:

- Kalorien: 413,8 kcal
- Eiweiß: 9 Gramm
- Fett: 25,5 Gramm
- Kohlenhydrate: 34,1 Gramm

Für eine Portion benötigst du:

- 80 Gramm Farfalle ohne Ei
- 2 Stiele Koriander mit Wurzel
- 2 Stiele Petersilie
- 2 Stiele Basilikum
- 1 Knoblauchzehe
- 2 EL Cashew Nüsse
- Saft einer halben Limette
- 2 EL Olivenöl
- 1 Chili
- etwas Salz

So bereitest du dieses Gericht zu:
Die Farfalle al dente kochen. In der Zwischenzeit die restlichen Zutaten im Mixer zu einem Pesto verarbeiten. Die Nudeln mit dem Pesto in einer Pfanne vermengen, kurz durchrühren und anrichten.

VEGANES BROT

Für: 6 Personen
Schwierigkeitsgrad: einfach
Dauer: 150 Minuten Gesamtzeit

Zutaten

400g Dinkelmehl
200g Roggenmehl
100g Weizenmehl
400ml Wasser
0.75Pk frische Hefe (42g Packung)
2TL Salz
2TL Brotgewürz

Zubereitung

1. Hefe im warmen Wasser auflösen, mind. 5 Minuten im Wasser lassen und immer wieder umrühren. Im warmen Wasser arbeitet der Hefe besser.
2. Mehlsorten vermischen, Salz und Brotgewürz untermischen. Nun das Hefe-Wasser zum Mehl gießen. Den Teig, bis er nicht mehr an der Schüssel klebt kneten.
3. Teig gut kneten und ca. 60 Minuten an einem warmen Ort ruhen lassen. Der Teig geht dann auf.
4. Backrohr auf 225 Grad Ober- und Unterhitze vorheizen.

5. Teig auf ein Blech mit Backpapier geben und mit etwas Wasser bestreichen. Nach Geschmack mit Kernen oder Sesam bestreuen.

6. In den Ofen eine ofenfeste Form mit Wasser geben. Dann den Teig für 12 Minuten backen. Nach diesen 12 Minuten die Temperatur auf 200 Grad reduzieren und das Brot für 50 Minuten fertig backen.

GLASNUDELSALAT

Für 2 Portionen
Zubereitungszeit: 40 Minuten
Schwierigkeitsgrad: leicht

Zutaten:
4 Karotten
1 Gurke
100 Gramm Glasnudeln
1 kleines Stück Ingwer
8 Esslöffel Sojasauce
1 Esslöffel Srirachasauce
½ Esslöffel Agavendicksaft
Saft einer Limette

Zubereitung:
1. Gurke und Karotte in Stifte schneiden, Ingwer schälen und würfeln. Glasnudeln nach Packungsanleitung zubereiten.
2. Aus Limettensaft, Srirachasauce, Sojasauce, Agavendicksaft und Ingwer eine Sauce bereiten. Glasnudeln, Karotten und Gurken mit der Sauce mischen.

KARTOFFEL-KICHERERBSENBÄLLCHEN

Ergibt 2 Portionen

Fertig in: 20min	Schwierigkeit: mittel

4 mittelgroße Kartoffeln	1 Bund Petersilie
400g Kichererbsen	3 EL Kokosöl
1 Zwiebel	Salz, Pfeffer

LOS GEHT´S

1. Kartoffeln schälen, waschen, vierteln und in einem Topf mit Salzwasser weich kochen.

2. Kichererbsen in einem Topf weich kochen.

3. Zwiebel schälen und klein hacken.

4. Alle drei Zutaten in einer Schüssel gut pürieren.

5. Petersilie klein hacken und hinzugeben und die Masse mit Salz und Pfeffer würzen.

6. Kleine Kugeln aus dem Teig formen und in einer mit Öl erhitzten Pfanne die Kugeln goldbraun von allen Seiten anbraten.

7. Servieren und genießen.

MINZ-SORBET MIT GURKE UND PEKANNÜSSEN

Eine aromatische Vorspeise, die besonders gut im Frühling und Sommer als Erfrischung verzehrt werden kann.

Schwierigkeitsgrad: leicht
Portionen: 2
Zubereitungsdauer: 20 Minuten
Ruhezeit: 12 Stunden

Zutaten
- [ ] 10 g Zucker
- [ ] 25 g Pekannüsse
- [ ] 100 g Salatgurke
- [ ] ½ Teelöffel rosa Pfefferbeeren
- [ ] 1 Stängel Minze
- [ ] **Salz**
- [ ] Minzblättchen

Zubereitung
Am Vortag zunächst den Zucker zusammen mit 20 Millilitern Wasser in einen Topf geben und den Zucker im aufwärmenden Wasser auflösen. Das Ganze einmal aufkochen lassen und dann für weitere 1 bis 2 Minuten weiter köcheln lassen, sodass sich ein dickflüssiger Sirup entwickelt.

Die Gurke derweil unter fließendem lauwarmen Wasser abspülen und in ungeschältem Zustand direkt in grobe Würfel schneiden. Die Minze ebenfalls waschen, dann trocknen und die Blätter vom Stiel zupfen. Diese dann relativ grob zerhacken und zusammen mit den Gurkenwürfeln zum Sirup in den Topf geben.

Dem Topfinhalt desweiteren ½ Prise Salz beifügen und dann alles mithilfe eines Pürierstabs zu einer einheitlichen Masse verarbeiten. Dieser dann die rosa Pfefferbeeren untermengen.

Die Sorbetmasse dann in ein luftdichtes, tiefkühlgeeignetes Behältnis umfüllen und in das Tiefkühlfach geben. Nach einer Stunde einmal ordentlich umrühren und es dann für weitere 11 Stunden in das Tiefkühlfach zurückstellen, sodass das Sorbet vollständig gefriert.

Nachdem das Sorbet eingefroren ist, die Pekannüsse in relativ grobe Stücke hacken und in einer Pfanne ohne die Beigabe von Öl anrösten bis sie beginnen einen eigenen Geruch freizusetzen.

Derweil die Minzblättchen für die Dekoration abwaschen, trocknen und in relativ feine Streifen schneiden.

Das Sorbet dann aus dem Tiefkühlfach nehmen, es ein wenig antauen lassen und dann mithilfe eines Eisportionierers Eiskugeln formen. Diese in kleinen Schälchen anrichten und mit den Pekannüssen und den Minzblättchen garnieren.

BIERBROT (GERSTENBIERKRÜSTCHEN)

Zubereitungszeit: 50 Minuten
12 Portionen

Zutaten:
750 g Dinkelmehl
1 TL brauner Rohrzucker
2 TL Backpulver
2 TL Backnatron
330 ml Gerstenbier
Salz

Zubereitung:
1. Ofen auf 180 Grad Ober- und Unterhitze vorheizen.
2. Dinkelmehl in eine große Schüssel füllen und gemeinsam mit dem Zucker, dem Backpulver, dem Backnatron und einer Prise Salz vermengen. Wer kein Dinkel verträgt, der nutzt am besten eine glutenfreie Mehlmischung. Bei einer Unverträglichkeit gegenüber Backpulver, greifen Sie einfach auf Weinsteinbackpulver zurück oder ersetzen das Backpulver durch Backnatron.
3. In der Mitte der Schüssel eine Mulde bilden und das Bier nach und nach in die Mulde füllen. Mit einem kleinen Löffel das Bier vorsichtig mit dem Mehlgemisch vermengen. Sobald das Bier vollständig in die

trockenen Zutaten eingearbeitet wurde, den Teig 4-6 Minuten gut durchkneten.

4. Ein Stück Backpapier in eine Kastenform klemmen und den Brotteig in die Form füllen.

5. Auf mittlerer Schiene für 35-40 Minuten backen lassen, bis das Brot eine goldbraune Kruste bekommen hat.

6. Aus dem Ofen nehmen, vollständig auskühlen lassen und servieren.

MAKKARONI ARRABIATA

Kalorien: 757,9 kcal | Eiweiß: 28,3 g | Fett: 13,2 g | Kohlenhydrate: 117,5 g

Zubereitungszeit: 30 Minuten

Zutaten für zwei Portionen:

200 Gramm Makkaroni | 1 Zwiebel | 2 Zehen Knoblauch | 2 Chilischoten | 1 EL Olivenöl | 2 getrocknete Tomaten | 100 ml Rotwein | 200 Gramm passierte Tomaten | 8 schwarze Oliven | 2 Kapern | Salz | Pfeffer | 2 EL Basilikum gehackt

Zubereitung:

Die Nudeln kochen und abtropfen. Zwiebel, Knoblauch und Chili klein schneiden und im Olivenöl anbraten. Die getrockneten Tomaten hinzugeben und mit dem Rotwein ablöschen. Mit den passierten Tomaten aufgießen. Oliven und Kapern in die Sauce geben und mit Salz, Pfeffer und Basilikum würzen. Die Sauce für 10 Minuten kochen, die Nudeln dazugeben, durchschwenken und anrichten.

BLITZEIS MIT HIMBEEREN, KOKOSMILCH UND BASILIKUM

4 Portionen

600 ml Kokosmilch

400 gr TK-Himbeeren

2 Bio-Orangen

2 Bio-Zitronen

2 EL Agavendicksaft

2 Stiele Basilikum

¼ Vanilleschote

Waschen Sie zuerst je eine Orange und eine Zitrone. Trocknen Sie sie gründlich ab und reiben Sie die Schale fein ab. Danach halbieren Sie sämtliche Zitrusfrüchte und pressen Sie dann aus.

Waschen Sie das Basilikum, schütteln Sie es trocken und zupfen Sie die Blätter ab. Um das Mark der Vanilleschote rauskratzen zu können, ritzen Sie sie erst längs ein.

Danach pürieren Sie die gefrorenen Himbeeren mit der Hälfte des Orangen- und Zitronensafts, 200 ml der Kokosmilch, dem Vanillemark, 4 Basilikumblättern und 1 EL Agavendicksaft portionsweise in einem

Standmixer. Pürieren Sie so lange, bis eine feine Masse entsteht.

Geben Sie den restlichen Orangen- und Zitronensaft, den Agavendicksaft, Orangen- und Zitronenschale sowie die restliche Kokosmilch in einen hohen Rührbecher und mixen Sie alles schön schaumig auf.

Verteilen Sie dann den Schaum auf kleine Schälchen und setzen Sie jeweils eine Kugel des Blitzeises darauf. Die restlichen Basilikumblätter können Sie zum Garnieren verwenden.

SALAT AUS WEIßEN BOHNEN

Zubereitungszeit: **5 Minuten**

Portionen: **2-4**

Zutaten:
- ½ Granatapfel
- 1 Glas weiße Bohnen
- 4 EL Olivenöl
- ½ Zitrone
- 1 Bund Basilikum
- 30 g Pinienkerne
- Salz und Pfeffer
- 1 Knoblauchzehe, gehackt
- ½ Tl braunen Zucker

Zubereitung:

1. Bohnen abgießen und in eine Schüssel geben. Granatapfel halbieren, Kerne entfernen und zu den Bohnen geben. Pinienkerne auf einer Pfanne ohne Öl anrösten und beiseite Stellen.

2. Basilikum waschen, hacken und mit Zitronensaft, Zucker, Salz, Pfeffer, Olivenöl und Knoblauch pürieren. Die Hälfte der Pinienkerne zugeben und nochmal pürieren.

3. Das Dressing nun über den Salat geben und mit den restlichen Pinienkernen bestreuen.

GRANATAPFEL MIT WALNUSSKERNE-SALAT

Portionen: **8** – VORBEREITUNG: **15 MINUTEN** – ZUBEREITUNG: **0 MINUTEN**

Tipp: Vierteln Sie den Granatapfel und entkernen Sie es in einer Schüssel mit Wasser.

- Salat, so viel wie Sie möchten
- 1 Bund Rucola
- 4 Minzzweige
- 2 grüne Zwiebel
- 1 Tasse Granatapfelkerne
- 8 Walnusskerne
- 2 EL Granatapfelsaft
- 1 EL Zitronensaft
- 1/4 Tasse Olivenöl
- 1 Prise Salz und Pfeffer
- Veganer Käse

1) Rucola, Salat und Minze zunächst gründlich waschen. Anschließend in dünne Streifen schneiden und die in Würfelform geschnittene Zwiebel hinzugeben.

2) Walnussstücke, Granatapfelkerne und veganen Käse zum Salat hinzufügen.

3) Den Granatapfelsaft, Olivenöl, Salz und Pfeffer in eine separate Schüssel geben.

4) Dressing über den Salat gießen und gründlich vermischen.

Pro Portion: Kalorien: 347; **Fett:** 2g; **Kohlenhydrate:** 62g; **Ballaststoffe:** 16g; **Protein:** 21g

SUPPE MIT BLUMENKOHL UND LAVENDEL

Nährwerte: Kalorien: 76,6 kcal, Eiweiß: 3,4 Gramm, Fett: 5,5 Gramm,

Kohlenhydrate: 2,9 Gramm

Für eine Portion benötigst du:
100 Gramm Blumenkohl
1 Schalotte
1 TL Mandelöl
1 EL Reisessig
200 ml Gemüsebrühe
1 Lorbeerblatt
1 Prise Ingwerpulver
1 Prise Cayenne-Pfeffer
1/2 TL Lavendelblüten, getrocknet
etwas Lavendel-Salz

So bereitest du dieses Gericht zu:
Den Blumenkohl und die Schalotte klein schneiden und im Mandelöl anrösten. Mit dem Reisessig ablöschen und mit der Brühe aufgießen. Lorbeerblatt, Ingwer, Cayenne-Pfeffer und Lavendelblüten hinzugeben und alles für 6 Minuten kochen lassen. Das Lorbeerblatt herausfischen, mit Lavendel-Salz abschmecken und servieren.

MUNG- BOHNEN IN KOKOSRAHM

Nährwerte:

- Kalorien: 326,7 kcal
- Eiweiß: 5,2 Gramm
- Fett: 28,2 Gramm
- Kohlenhydrate: 10,6 Gramm

Für eine Portion benötigst du:

- 30 Gramm Mung Bohnen 1 Stunde eingeweicht
- 1 Zwiebel
- 1 Stange Staudensellerie
- 1 TL Öl
- 100 ml Kokosmilch
- 50 ml Gemüsebrühe
- 1/2 TL süßer Senf
- 1 Lorbeerblatt
- 1 Kardamom Kapsel
- Salz und Pfeffer
- 5 Gramm Sojasprossen

So bereitest du dieses Gericht zu:
Zwiebel und Staudensellerie klein schneiden und im Öl anrösten. Die Mung Bohnen hinzugeben und mit Kokosmilch und Brühe aufgießen. Mit Senf, Kardamom

und Lorbeerblatt verfeinern. Für 30 Minuten bei kleiner Hitze köcheln, mit Salz und Pfeffer abschmecken, anrichten und mit den Sojasprossen garnieren.

KÖSTLICHES ZIMTEIS

Für: 5 Personen
Schwierigkeitsgrad: normal
Dauer: 50 Minuten Gesamtzeit

Zutaten

500ml Sojamilch
400ml Sojasahne
1Pk Vanillezucker
3TL Zimt, gemahlen
100g Zucker
2EL Kakao

Zubereitung

1. Sojasahne in einer Schüssel aufschlagen.

2. Zucker, Vanillezucker, Kakao und Zimt in einer zweiten Schüssel vermischen und dann zur Sahne dazu geben. Alles gut verrühren.

3. Alles in die Eismaschine füllen. Die Sojamilch immer nach ein paar Minuten dazugeben.

TOFUNUGGETS MIT ZWEI PANADEN

Für 2 Portionen
Zubereitungszeit: 20 Minuten
Schwierigkeitsgrad: leicht

Zutaten:
400 Gramm Tofu
Sonnenblumenöl
Zitronensaft

Für die klassische Panade:
2 Esslöffel Mehl
100 Milliliter Sojamilch
Paniermehl
Salz

Für die Haferflockenpanade:
2 Esslöffel Mehl
Haferflocken
100 Milliliter Sojamilch
Salz
1 Teelöffel Senf
1 Teelöffel gehackte Petersilie

Zubereitung:
1. Tofu in 1 Zentimeter dicke Scheiben schneiden. Für die Panaden jeweils die Zutaten bis auf Paniermehl

bzw. Haferflocken mischen. Tofu im Teig und dann im Paniermehl bzw. in den Haferflocken wenden.

2. Öl erhitzen und Tofu von beiden Seiten darin braten. Mit Zitronensaft beträufeln.

CHIAPUDDING MIT OBST

Ergibt 2 Portionen

Fertig in: 130min	Schwierigkeit: leicht

2 Kiwis	250ml Mandelmilch
100g Heidelbeeren	100g Chia Samen
2 Bananen	1 Vanilleschote
1 Apfel	**1 Msp. Stevia**

LOS GEHT´S

1. Vanilleschoten aufschneiden und das Mark mit einem Löffel herauskratzen.
2. Das Mark mit Chia Samen, Stevia und Mandelmilch in eine Schüssel geben und vermischen.
3. Das Gemisch 2 Stunden in den Kühlschrank stellen.
4. Danach den Pudding verrühren und das Obst waschen und schneiden.
5. Den Pudding mit dem Obst servieren und genießen.

EDAMAME-NUDELN (LOW CARB)

Nudeln kennt man im Normalfall mit relativ vielen Kohlenhydraten – doch was, wenn Nudeln genauso lecker dabei aber kohlenhydratarm sein können? Die Edamame-Nudeln treten den Beweis an, ergänzt mit Chili, fruchtiger Mango und leckeren Kräutern wird dieses Gericht besonders geschmackvoll.

Schwierigkeitsgrad: leicht
Portionen: 2
Zubereitungsdauer: 20 Minuten

Zutaten

- ☐ 100 g Edamame-Nudeln
- ☐ 1 Teelöffel Sojasauce
- ☐ 2 Stängel Thai-Basilikum
- ☐ 3 Stängel Koriander
- ☐ 3 Stängel Minze
- ☐ 1 Spritzer Sesamöl
- ☐ 1 Limette
- ☐ 1 Mango
- ☐ 2 Chilischoten, rot

Zubereitung

I. Damit beginnen die Mango mithilfe eines Sparschälers zu schälen, das Fruchtfleisch zu entsteinen und dann in dünne Streifen zu schneiden. Dann die Chilischoten unter lauwarmen Wasser abspülen, ein wenig trocknen, der Länge nach halbieren, die Kerne entfernen und zerhacken. Nachfolgend das Thai-Basilikum, den Koriander und die Minze unter fließendem lauwarmem Wasser abwaschen, ein wenig trocknen und die Blätter jeweils vom Stiel zupfen.

II. Genügend Wasser in einen Topf geben und aufkochen. Darin dann die Edamame-Nudeln, wie auf der Verpackung angegeben, kochen, anschließend durch ein Sieb abgießen und in eine Schüssel umfüllen. Die Nudeln dann mit den Mangostreifen, dem gehackten Chili und den Kräuterblättern vermengen.

III. Die Limette aufschneiden und mithilfe einer Zitronenpresse entsaften. Den Saft dann sowohl mit dem Sesamöl als auch der Sojasauce vermischen und als Dressing mit dem Schüsselinhalt vermischen, auf Teller geben und servieren.

BROWNIES

Zubereitungszeit: 40 Minuten
12 Portionen

Zutaten:
120 g Dinkelmehl
225 g brauner Rohrzucker
180 ml Mandelmilch
90 ml Sonnenblumenöl
240 g Zartbitterschokolade
3 TL Kakaopulver
½ Vanilleschote
Salz

Zubereitung:

1. Ofen auf 180 Grad Ober- und Unterhitze vorheizen.
2. Vanilleschote längs halbieren und das Mark mit einem scharfen Messer auskratzen.
3. Vanillemark, Zucker, Mandelmilch und Öl in einer großen Schüssel miteinander verrühren.
4. Schokolade in einem Wasserbad oder in der Mikrowelle zerlassen und dazugeben. Alles erneut gut miteinander verrühren.
5. In einer separaten Schüssel Mehl, Kakaopulver mit einer Prise Salz vermengen. Wer kein Dinkelmehl

verträgt, der greift auf eine glutenfreie Mehlmischung zurück. Mehlmischung danach zur Schokoladenmasse geben und alle Zutaten zu einer homogenen Teigmasse verarbeiten.

6. Eine Auflaufform mit einem Stück Backpapier auskleiden und die Masse gleichmäßig in der Form verteilen.

7. Auf mittlerer Schiene für 25-30 Minuten backen.

8. Aus dem Ofen holen, auskühlen lassen und servieren.

REIS MIT BAMBUS UND PILZEN

Kalorien: 353,7 kcal | Eiweiß: 8,2 g | Fett: 18,3 g | Kohlenhydrate: 36,6 g

Zubereitungszeit: 15 Minuten

Zutaten für eine Portion:

1/2 rote Zwiebel | 50 Gramm Champignons | 2 Shiitake Pilze | 1 EL Sesamöl | Saft einer halben Limette | 100 ml Sojasahne | 1 TL 5-Gewürzemischung | 50 Gramm Bambussprossen | 100 Gramm gekochter Reis | Salz | Pfeffer | 1 EL Koriander gehackt

Zubereitung:

Zwiebel und Pilze klein schneiden und im Sesamöl anbraten. Mit Limettensaft abschmecken und mit Sojasahne aufgießen. Mit der 5-Gewürzmischung würzen. Bambussprossen unterrühren. Zuletzt den Reis in die Pfanne geben und mit Salz, Pfeffer und Koriander verfeinern.

BANANABREAD

Das Bananabread (Bananenbrot) ist schon ein Klassiker, obwohl es eher ein Kuchen denn ein Brot ist.

200 g Vollkorn- oder Dinkelmehl
200 g pflanzliche Margarine
3 TL Backpulver
200 g Rohrzucker
3 Banane
100 g gemahlene Walnüsse oder Haselnüsse
1 gestrichener TL Salz
1 Prise Vanille
Backofen auf 180 Grad vorheizen.

Bananen grob mit einer Gabel zerdrücken. Je reifer die Bananen, desto intensiver der Geschmack des Bananabreads. Die Margarine mit Zucker und Salz schaumig rühren. Nüsse, Mehl, Backpulver und Vanille mischen. Margarine und Banane unterrühren und in eine gefettete Kastenform füllen.

Für 80 Minuten backen. Etwa nach der Hälfte der Zeit das Bananenbrot mit Alufolie abdecken, damit der Kuchen nicht zu braun wird.

Der Kuchen kann mit Puderzucker bestäubt werden oder mit einem Schokoladenguss verfeinert werden.

PROTEIN SHAKES

MANDELMILCH MIT BANANE

Zubereitungszeit: **5 Minuten**

Portionen: **2**

Zutaten:
- 2 EL Erdnussmus
- 2 Bananen
- Etwas Agavendicksaft
- 1 EL Kakao
- 250 ml Mandelmilch
- 100 g weiße Bohnen

Zubereitung:
1. Alle Zutaten bis auf den Agavendicksaft in einen Mixer geben und pürieren.
2. Dann mit Agavendicksaft abschmecken und servieren.

SALAT MIT BOHNEN, TOMATEN UND KRESSE

Portionen: **2** – VORBEREITUNG: **15 MINUTEN** – ZUBEREITUNG: **0 MINUTEN**   Glutenfrei

Probieren Sie diesen glutenfreien Salat mit sättigenden Bohnen. Er ist schnell gemacht und hat nur 4 Zutaten.

- 800g Cannellinibohnen
- 100g Brunnenkresse
- 1 Zitrone, geschält und entsaftet
- 250g Packung getrocknete Tomaten und Oliven

97)   1)   Bohnen abtropfen lassen, abspülen und mit Kresse, Zitronenschale, Saft, Tomaten, Oliven und Öl aus der Packung vermengen.
2)   Gut umrühren und abschmecken.
98)

Pro Portion: Kalorien: 454; **Fett:** 23g; **Kohlenhydrate:** 40g; **Ballaststoffe:** 10g; **Protein:** 16g

VEGANER WALDORF-SALAT

Nährwerte: Kalorien: 221,5 kcal, Eiweiß: 6 Gramm, Fett: 11,3 Gramm,

Kohlenhydrate: 22,3 Gramm

Für eine Portion benötigst du:
60 Gramm Sellerie, geraspelt
1/2 Möhre, geraspelt
1/2 saurer Apfel, geraspelt
1 Passionsfrucht
1/4 rote Zwiebel, gehackt
Salz und Pfeffer
1 TL Apfelessig
80 Gramm Soja-Joghurt
1 EL Liebstöckel, gehackt
2 EL geröstete und gehackte Walnüsse

So bereitest du dieses Gericht zu:
Alle Zutaten in eine Schüssel geben und gut durchmischen. Für mindestens 15 Minuten ziehen lassen, anrichten und schlemmen.

PAD THAI

Nährwerte:

- Kalorien: 195,3 kcal
- Eiweiß: 9,6 Gramm
- Fett: 13 Gramm
- Kohlenhydrate: 8,4 Gramm

Für eine Portion benötigst du:

- 80 Gramm breite Reisnudeln
- 2 Knoblauchzehen gehackt
- 70 Gramm Tofu gewürfelt
- 1 EL Öl
- 1/2 TL Rohrzucker
- 1 Chili
- 1 EL Sojasauce
- 1 EL Erdnüsse gehackt
- 10 Gramm Sojasprossen
- 1 Frühlingszwiebel grob gehackt

So bereitest du dieses Gericht zu:

Die Reisnudeln kurz in heißem Wasser einweichen. Knoblauch, Tofu und Chili im Öl anbraten und die Nudeln hinzugeben. Mit Rohrzucker, Sojasauce und Erdnüssen verfeinern. Für 3 Minuten braten, anrichten und mit der Frühlingszwiebel garnieren.

SEMMELROLLE (VEGAN)

Für: 4 Personen
Schwierigkeitsgrad: einfach
Dauer: 40 Minuten Gesamtzeit

Zutaten

250ml Sojamilch, ungesüßt
3EL Speisestärke
0.5TL Salz
1Prise Pfeffer
2EL Petersilie, fein gehackt
250g Semmelwürfel
1Prise Muskatnuss

Zubereitung

1. Schüssel hernehmen und Semmelwürfel mit dem Salz, der Petersilie sowie Pfeffer, Muskat und Speisestärke zusammen mischen. Dann Sojamilch in einem Topf erwärmen und später darüber gießen. Alles vermischen und 5 Minuten ziehen lassen.
2. Stoffserviette hernehmen, befeuchten und die Masse in ihr zu einer Rolle formen.
3. Salzwasser in einem großen Topf erwärmen und die Serviettenrolle einlegen. Bei geringer Hitze 25 Minuten köcheln.
4. Semmelrolle raus nehmen und in Scheiben schneiden.

FALAFEL

Für 4 Portionen
Zubereitungszeit: ca. 45 Minuten
Schwierigkeitsgrad: leicht

Zutaten:
800 Milliliter Wasser
100 Gramm Kichererbsen
500 Milliliter Olivenöl
1 kleine Zwiebel
1 Knoblauchzehe
1 Chilischote
1 Teelöffel Salz
1 Lorbeerblatt
50 Gramm Couscous
50 Gramm Vollkornmehl
½ Bund Petersilie
1 Teelöffel Sesammus Tahin
1 Teelöffel Kreuzkümmel
1 Teelöffel Zitronensaft
Pfeffer

Zubereitung:
1. Kichererbsen im Wasser einen Tag einweichen. Die Kichererbsen mit dem Wasser, Salz und Lorbeerblatt eine Stunde kochen. Abgießen und 50 Milliliter des Kochwassers übriglassen. Kichererbsen mit den 50 Milliliter Kochwasser pürieren.

2. Zwiebel fein würfeln und in Olivenöl glasig anbraten. Knoblauch zu der Zwiebel pressen. Chilischote hacken. Petersilie hacken.

3. Couscous mit 50 Milliliter kochendem Wasser begießen. Salz und 1 Esslöffel Olivenöl unterrühren und kurz ziehen lassen.

4. Alle Zutaten bis auf den Rest Olivenöl vermischen und Bällchen formen. Die Bällchen im restlichen Olivenöl knusprig ausbacken.

ERDBEER-MELONEN-SMOOTHIE

Ergibt 2 Portionen

Fertig in: 10min   **Schwierigkeit: leicht**

250g Erdbeeren
250g Honigmelone
Minzblätter zum verzieren

LOS GEHT´S

1. Erdbeeren waschen und Strunk entfernen.
2. Honigmelone in Stücke schneiden.
3. Alles zusammen in den Mixer geben und 30 Sekunden pürieren.
4. Mit den Minzblättern anrichten, servieren und genießen.

PAD THAI

In den traditionellen thailändischen Rezepten gehören unter anderem Eier dazu – doch da das Ganze so nicht mehr vegan ist werden in dieser Variante stattdessen grüne Bohnen und vor allem Soja verarbeitet – ein Pad Thai der anderen Art aber doch überaus lecker und mit wenigen Zutaten innerhalb kürzester Zeit zubereitet!

Schwierigkeitsgrad: leicht
Portionen: 2
Zubereitungsdauer: 15 Minuten
Koch-/Backzeit: 10 Minuten

Zutaten

- ☐ 50 g Champignons
- ☐ 100 g grüne Bohnen
- ☐ 100 g Sojasprossen
- ☐ 100 g Tofu
- ☐ 150 g breite Reisnudeln
- ☐ ½ Teelöffel Kurkuma
- ☐ 3 Esslöffel Erdnüsse
- ☐ 3 Esslöffel Erdnussöl
- ☐ ¼ Bund Koriander
- ☐ 1 Frühlingszwiebel

- ☐ 1 Limette
- ☐ 1 Möhre
- ☐ 1 Zwiebel

Sauce:

- ☐ 20 g Tamarindenpaste
- ☐ ¼ Teelöffel Rohrohrzucker
- ☐ ½ Esslöffel Limettensaft
- ☐ 1 Esslöffel Sriracha
- ☐ 3 Esslöffel Sojasauce

Zubereitung

Zuerst die grünen Bohnen für 4 Minuten in einen Topf mit kochendem Wasser geben und dort blanchieren. Danach das Wasser abgießen und die Bohnen mit kaltem Wasser abschrecken, dann gut abtropfen lassen. Die Bohnen fürs Erste beiseite stellen.

Die Reisnudeln in eine Schüssel geben und mit heißem Wasser bedecken. Die Nudeln dann für etwa 5 Minuten einweichen lassen, bevor auch hier das Wasser abgegossen wird. Die Reisnudeln anschließend unter fließendem lauwarmen Wasser noch einmal gründlich abspülen und dann ebenfalls abtropfen lassen sowie beiseite stellen.

Dann die Möhre mithilfe eines Sparschälers schälen und in dünne Streifen kleinschneiden, gleiches mit der Zwiebel wiederholen. Die Champignons vorsichtig putzen und vierteln.

Im Anschluss den Tofu in Würfel mit einer Größe von circa 3 Zentimetern schneiden und mit Kurkuma ummanteln.

Danach die Sauce zubereiten. Dafür alle Zutaten für die Sauce zusammen mit 60 Millilitern kochendem Wasser vermengen.

Einen Wok oder eine Pfanne erhitzen und das Erdnussöl darin auf Temperatur bringen. Im heißen Erdnussöl dann die Tofuwürfel auf hoher Hitze für etwa 3 Minuten anbraten – dabei immer wieder umrühren damit der Tofu nicht anbrennt.

Die Bohnen, die Möhren- und die Zwiebelscheiben sowie die geviertelten Champignons ebenfalls in den Wok beziehungsweise die Pfanne geben und für 2 Minuten unter permanentem Rühren anbraten.

Nach den 2 Minuten die Reisnudeln dem Wok- beziehungsweise Pfanneninhalt unterheben und das Ganze mithilfe der Sauce ablöschen. Ab diesem Zeitpunkt die Hitze umgehend auf niedrige Stufe reduzieren.

Das Gericht für weitere 2 Minuten köcheln lassen.

Derweil die Frühlingszwiebel säubern, die Enden abschneiden und die Zwiebel selbst fein zerhacken. Zum Servieren dann die Erdnüsse grob hacken und zusammen mit den gehackten Frühlingszwiebeln und Limettenspalten auf dem Pad Thai drapieren.

TOFU LAIBCHEN

Kalorien: 293 kcal | Eiweiß: 13,6 g | Fett: 16,2 g | Kohlenhydrate: 21 g

Zutaten für eine Portion: 120 Gramm Tofu zerdrückt | 60 Gramm Kartoffel fein gerieben | 1 Schalotte | 1 EL Kichererbsenmehl | 1 EL Petersilie gehackt | 1/2 TL Rosmarin fein gehackt | 1 EL geriebene Walnüsse | Salz | Pfeffer | 1 EL Sesamöl zum Braten

Zubereitung:

Alle Zutaten gut verkneten und mit Salz und Pfeffer abschmecken. Zu Laibchen formen und diese im Sesamöl beidseitig braten.

KOKOS SHAKE MIT BANANE

Zubereitungszeit: **5 Minuten**

Portionen: **1**

Zutaten:
- 1 Banane
- 25 g Kokosraspeln
- 2 Datteln
- 10 g Kokosöl
- 250 ml Kokosdrink
- 30 g Chshewbutter

Zubereitung:
1. Alle Zutaten in den Mixer geben und pürieren.

GEMÜSESUPPE MIT BROKKOLI

Portionen: **6** – VORBEREITUNG: **15 MINUTEN** – ZUBEREITUNG: **20 MINUTEN**

Diese Suppe eignet sich ideal für Erkältungen oder um diese vorzubeugen.

Kochen

- 6 Tassen Wasser
- 1 Tasse Brokkoli, kleine Stücke
- 1 Tasse Blumenkohl, kleine Stücke
- 1 mittelgroße Karotte, Würfelform geschnitten
- ½ Tasse Mais
- 1 Tasse Sojamilch
- 1 Kartoffel, Würfelform geschnitten
- 1 Zwiebel, gehackt
- ¼ Tasse rote Linsen
- 1 Prise Thymian
- 2 Knoblauchzehen 114)

1) Zwiebel und zwei Knoblauchzehen in einem Topf mit etwas Wasser anbraten.

2) Dann Karotten, Blumenkohl, Brokkoli und Mais dazugeben und mit Wasser aufgießen.

3) Rote Linsen hinzugeben und für 20 Minuten kochen.

4) Sojamilch kurz vor dem Ende hinzufügen. Auf dem Teller servieren und mit getrockneten Brotstücken bestreuen.

115)

Pro Portion: Kalorien: 60; **Fett:** 1g; **Kohlenhydrate:** 6g; **Ballaststoffe:** 0g; **Protein:** 3g

GEGRILLTE BANANEN MIT AHORNSIRUP

Nährwerte: Kalorien: 171,8 kcal, Eiweiß: 3 Gramm, Fett: 6 Gramm,

Kohlenhydrate: 25,4 Gramm

Für eine Portion benötigst du:
1 Banane
etwas Limettenabrieb
1 EL Mandelblättchen
1 EL Ahornsirup

So bereitest du dieses Gericht zu:
Die Banane mit der Schale bei 200 °C für 10 Minuten im Ofen backen. Anrichten, aufschneiden und mit Limettenabrieb, Mandelblättchen und Ahornsirup verfeinern.

KAROTTEN-FENCHEL- SPAGHETTI

Nährwerte:

- Kalorien: 258 kcal
- Eiweiß: 6,4 Gramm
- Fett: 12,1 Gramm
- Kohlenhydrate: 17,4 Gramm

Für eine Portion benötigst du:

- 1 kleine Fenchelknolle
- 1 Möhre
- etwas Ingwer gerieben
- 1 TL Öl
- 1 Mandarine filetiert
- 50 ml Gemüsebrühe
- 1 EL Walnüsse gehackt
- 1 EL Schnittlauch
- Salz und Pfeffer
- 50 Gramm dünne Konjak Nudeln

So bereitest du dieses Gericht zu:
Fenchel und Möhren in dünne Streifen schneiden und zusammen mit dem Ingwer im Öl anbraten. Die Mandarine klein schneiden und hinzugeben. Mit der Brühe aufgießen und die Walnüsse hinzugeben. Alles

für 5 Minuten köcheln lassen. Mit Schnittlauch, Salz und Pfeffer abschmecken. Die abgespülten Konjak Nudeln hinzugeben. Alles für 3 Minuten durchschwenken und anrichten.

SPINATBLÄTTERTEIGTASCHEN

Für: 4 Personen
Schwierigkeitsgrad: normal
Dauer: 30 Minuten Gesamtzeit

Zutaten

200 g Naturtofu
Salz
3 EL Pinienkerne
1 Zwiebel
1 rote Paprikaschote
400 g Babyspinat
4 Platten vegane TK-Blätterteig
2 EL Rapsöl
Salz
Pfeffer
Muskat

Zubereitung

1. Ofen auf 170 Grad vorheizen.

2. Den Naturtofu in kleine Würfel schneiden und in einen Topf geben. Den Topf mit Salzwasser auffüllen, bis die Würfel bedeckt sind, und anschließend zum Kochen bringen.

3. Den Topf vom Herd nehmen, abkühlen lassen und über Nacht im Kühlschrank ziehen lassen.

4. Am nächsten Tag die Pinienkerne in einer heißen Pfanne ohne Fett goldbraun rösten und abkühlen lassen. Die Zwiebel häuten und in feine Würfel

schneiden. 4. Die Paprika waschen, entkernen und ebenfalls fein würfeln. Den Spinat waschen, trocken schleudern und in grobe Streifen schneiden.

5. Den Blätterteig auf ein bemehltes Brett geben und auftauen lassen.

6. In einer Pfanne das Öl erhitzen und die Zwiebelwürfel darin glasig dünsten. Die Paprikawürfel sowie den jungen Spinat dazugeben und alles leicht einköcheln lassen. Den Tofu abgießen und zusammen mit den Pinienkernen in die Pfanne geben. Alles mit Salz, Pfeffer und Muskat abschmecken.

7. Den Backofen auf 170 °C vorheizen. Den Blätterteig in 12 große Stücke teilen. 4 davon als Boden auf ein Backpapier legen. Die restlichen Stücke ausschneiden, sodass ein mindestens 5 Millimeter breiter Rand übrig bleibt. 8. Jeweils 2 dieser Ränder auf einen Boden legen und das Ganze anschließend bei 170 °C für 10-12 Minuten im Ofen vorbacken. Der Blätterteig sollte noch nicht goldgelb sein.

8. Die Formen nun aus dem Backofen nehmen und vorsichtig mit der Spinat-Tofu-Masse füllen. Nochmals in den Ofen geben und goldgelb fertig backen. Noch heiß servieren.

KÜRBIS-LATTE

Für 2 Portionen
Zubereitungszeit: 20 Minuten
Schwierigkeitsgrad: leicht

Zutaten:
1 Spalte Hokkaidokürbis, 2 cm
300 Milliliter Sojadrink
1 Shot Espresso
2 Teelöffel Kokosblütenzucker
Je 1 Messerspitze gemahlene Nelken, Zimt, Muskatnuss, Ingwer
Etwas Bourbon-Vanille

Zubereitung:
1. Kürbis zerschneiden und weichkochen. Im Mixer zusammen mit den übrigen Zutaten, bis auf Espresso und Sojamilch, pürieren.
2. Sojamilch zu Schaum schlagen. In die Gläser einen Schuss Espresso geben, Kürbis und Sojamilch dazugeben.

BAUERNTOPF

Ein leckerer Topf mit unterschiedlichen Gemüsesorten wird zu einem deftigen Gericht.

Schwierigkeitsgrad: leicht
Portionen: 2
Zubereitungsdauer: 20 Minuten
Koch-/Backzeit: 40 Minuten

Zutaten

- ☐ 150 g Sojaschnetzel, feine
- ☐ 400 ml Tomaten, passiert oder stückig
- ☐ 700 ml Gemüsebrühe
- ☐ 1 Esslöffel Olivenöl
- ☐ 2 Esslöffel Sojasauce
- ☐ 2 Esslöffel Tomatenmark
- ☐ 1 Zwiebel
- ☐ 2 Knoblauchzehe
- ☐ 2 Möhren
- ☐ 2 Paprika, rot
- ☐ 3 Kartoffeln, vorwiegend festkochend
- ☐ **Salz**
- ☐ **Pfeffer**
- ☐ Paprikapulver, rosenscharf
- ☐ **Petersilie**

Zubereitung

I. Zunächst die Sojaschnetzel in 300 Millilitern der Gemüsebrühe einlegen und für etwa 10 Minuten aufquellen lassen. Dabei sollten sich die Sojaschnetzel vollständig mit der Gemüsebrühe vollsaugen.

II. Derweil die Kartoffeln und die Möhren mithilfe eines Sparschälers schälen, die Paprika unter fließendem lauwarmem Wasser abspülen, das Kerngehäuse herausschneiden und alles in relativ kleine Stücke schneiden.

III. Das Öl in einen möglichst großen Topf gießen und auf Temperatur bringen. Unterdessen den Knoblauchzehen und die Zwiebel schälen, beides dann kleinschneiden und im heißen Öl glasig anbraten. Anschließend die aufgequollenen Sojaschnetzel mit in den Topf geben und anbraten.

IV. Sobald die Sojaschnetzel beginnen, ein wenig Farbe anzunehmen, die restlichen 400 Milliliter der Gemüsebrühe sowie die passierten beziehungsweise stückigen Tomatenmark und das Tomatenmark mit in den Topf gießen.

V. Den Topf mit einem Deckel abgedeckt für etwa 30 Minuten köcheln lassen bevor der Deckel abgenommen und der Topfinhalt für weitere 10

Minuten kochen gelassen wird.

VI. Abschließend die Gewürze untermengen und abschmecken. Den Bauerntopf dann garniert mit der Petersilie servieren.

BOUNTY PALATSCHINKE

Kalorien: 943,6 kcal | Eiweiß: 23,7 g | Fett: 72,1 g | Kohlenhydrate: 42,8 g

Zubereitungszeit: 20 Minuten

Zutaten für zwei Portionen:

150 ml Kokosmilch | 100 Gramm Kokosmehl | 3 EL Kokosraspeln | eine Messerspitze Vanillezucker | 1 EL Ahornsirup | 1 EL Kokosöl zum Backen | 30 Gramm vegane Schokolade geschmolzen zum Übergießen

Zubereitung:

Die Kokosmilch mit dem Kokosmehl und den Kokosraspeln glatt rühren und mit Vanillezucker süßen. Im Kokosöl zu 6 kleinen Palatschinken backen. Mit Ahornsirup und geschmolzener veganer Schokolade übergießen.

KOKOSBÄLLCHEN MIT CASHEWS

Zubereitungszeit: **15 Minuten**

Portionen: **15 Stück**

Zutaten:
- 80 g Chasewkerne
- 5 EL Kokosraspeln
- 4 EL Kokosöl
- 150 g Haferflocken
- 120 g TK Himbeeren

Zubereitung:
1. Haferflocken mit Cashews in einem Mixer mahlen.
2. Kokosöl in einem Topf erhitzen und mit den Himbeeren mixen. Nun die Haferflocken mit dem Kokosöl vermischen und Bällchen daraus formen.
3. Kokosraspeln auf einen Teller verteiler und die Bällchen darin wälzen.
4. Kaltstellen oder direkt verzehren.

PILZSUPPE

Portionen: 6 – VORBEREITUNG: **10 MINUTEN** – ZUBEREITUNG: **10 MINUTEN**   Gesund

Salz sollte immer am Anfang auf der Zutatenliste stehen, da diese den Geschmack der anderen Zutaten hervorhebt.

Kochen

- 250 g frische Pilze
- ½ Zitrone, gepresst
- 2 TL Salz
- 6 Tassen Wasser
- 1 mittelgroße Zwiebel
- 3 EL Vollkornmehl

   116)

1) Die fein gehackten Zwiebeln in einem feuerfesten Topf mit etwas Wasser und Salz anbraten. In einem anderen Topf 3 Tassen Wasser, die Champignons und das Zitronensaft hinzugeben und 5 Minuten kochen lassen.

2) Eine Tasse Wasser aus dem Topf entnehmen und zur Seite legen.

3)   Anschließend die Pilze rausfiltern, in kleine Stücke schneiden und dem Top mit der Zwiebel hinzufügen.

4)   Mehl unterrühren und die zur Seite gelegte Tasse und 5 weitere Tassen mit Wasser dazugeben und 5 Minuten kochen lassen.

Pro Portion: Kalorien: 41; **Fett:** 2,5g; **Kohlenhydrate:** 2,2g; **Ballaststoffe:** 1,3g; **Protein:** 1,3g

ROTE BETE RISOTTO

Nährwerte:

- Kalorien: 449,5 kcal
- Eiweiß: 10 Gramm
- Fett: 11,5 Gramm
- Kohlenhydrate: 73,5 Gramm

Für eine Portion benötigst du:

- 1/2 Zwiebel
- 2 Knoblauchzehen
- 80 Gramm rote Bete
- 1 TL Öl
- 80 Gramm Risotto Reis
- 150 ml Gemüsebrühe
- 1 EL Meerrettich gerieben
- 1/2 TL Kardamom gemahlen
- Salz und Pfeffer
- 30 ml Kokosmilch

So bereitest du dieses Gericht zu:

Zwiebel, Knoblauch und rote Bete klein würfeln und im Öl anbraten. Den Reis hinzugeben und glasig werden lassen. Mit der Brühe aufgießen und mit Meerrettich, Kardamom, Salz und Pfeffer würzen. Die Kokosmilch hinzugeben und unter gelegentlichem Umrühren für 30 Minuten bei kleiner Hitze köcheln.

VEGANER GRILLKÄRSE
MIT SAUCE

Für: 4 Personen
Schwierigkeitsgrad: einfach
Dauer: 35 Minuten Gesamtzeit

Zutaten

2 l Sojamilch
1 TL Salz
0,5 TL Garam masala Gewürzmischung
2 Zitronen Saft davon
2 Bund Gartenkräuter Bärlauch, Schnittlauch etc.
200 g Salatgurke
100 g Kirschtomaten
3 Schalotten
1 Knoblauchzehe
0,5 Bund Basilikum
4 EL Balsamico-Essig
5 EL Olivenöl
Salz nach Belieben
Pfeffer nach Belieben
3 EL Olivenöl
1 Zitrone in Spalten geschnitten
4 Bahnen Frischhaltefolie etwa 25 cm Länge

Zubereitung

1. Sojamilch in einem großen Topf mit Salz und Garam masala zum Kochen bringen. Zitronensaft in die leicht kochende Sojamilch einrühren, dann beginnt die

Sojamilch auszuflocken. Unter ständigem Rühren etwa 3-4 Minuten köcheln lassen.

2. Anschließend alles durch ein mit einem Geschirrtuch ausgelegtes Sieb gießen und den Käse gut abtropfen lassen. Das Tuch über der Käsemischung zusammenschlagen und den Käse gut ausdrücken. Kräuter klein hacken und unter den Käsebruch mischen.

3. Frischhaltefolie auf der Arbeitsfläche auslegen und den Käsebruch gleichmäßig darauf verteilen. Mithilfe der Folie kompakte Käseblöcke formen. 4. Diese, eingeschlagen in der Folie, in eine Auflaufform legen und mit einem Schneidebrett oder einer Platte belegen. Darauf eine Schüssel mit Wasser stellen und den Käse über Nacht im Kühlschrank stehen lassen.

4. Den Käse aus der Verpackung nehmen, auf 2 Seiten dünn mit Olivenöl bestreichen und auf der Grillplatte auf beiden Seiten etwa 3-4 Minuten bei mittlerer Hitze grillen.

5. Für den Salat- Salatgurke in etwa 5 mm große Würfel schneiden. Kirschtomaten in Scheiben schneiden. Schalotten in dünne Ringe schneiden. Knoblauch fein hacken. Basilikum klein schneiden. Gurke, Tomaten, Schalotten und Knoblauch mit Balsamico-Essig, Olivenöl, Salz und Pfeffer marinieren und den Basilikum unterrühren.

HOLUNDER-SMOOTHIE

Für 1 Portion
Zubereitungszeit: 10 Minuten
Schwierigkeitsgrad: leicht

Zutaten:
1 Dolde Holunderbeeren
1 entkernte Birne
3 entsteinte Datteln
1 Esslöffel Gojibeeren
250 Milliliter Wasser

Zubereitung:
1. Die Beeren von der Dolde abstreifen und 3 Minuten in Wasser köcheln lassen.
2. Die abgekühlten Beeren mit den übrigen Zutaten im Mixer pürieren.

MAISKÜCHLEIN

Eine leckere jamaikanische Spezialität, die gerne zum Abendbrot gegessen wird, sind diese leckeren Maisküchlein mit einem schmackhaften Chutney aus Ingwer und Tomaten.

Schwierigkeitsgrad: leicht
Portionen: 2
Zubereitungsdauer: 40 Minuten

Zutaten

- [ ] 40 g Ingwer
- [ ] 50 g Rohrohrzucker
- [ ] 75 g Mehl
- [ ] 75 g Weizen-Vollkornmehl
- [ ] 300 g Mais
- [ ] 400 g Dosentomaten
- [ ] 150 ml Sojamilch
- [ ] 1 Teelöffel Backpulver
- [ ] 2 Teelöffel Johannisbrotkernmehl
- [ ] 2 Esslöffel Weißweinessig
- [ ] 3 Esslöffel Öl
- [ ] 1 Bund Frühlingszwiebeln
- [ ] 2 Stiele Minze
- [ ] 3 Stiele Petersilie
- [ ] 2 Chilischoten, getrocknet
- [ ] **Salz**

☐ **Pfeffer**

Zubereitung

I. Zu Beginn den Mais in ein Sieb abgießen, unter lauwarmem fließendem Wasser abspülen und abtropfen lassen.

II. Derweil in einer Schüssel das Johannisbrotkernmehl, das Mehl, das Weizen-Vollkornmehl sowie die Sojamilch zu einem einheitlichen Teig verarbeiten. Diesem dann den abgetropften Mais untermengen und den Teig mit Salz sowie Pfeffer ordentlich würzen. Den Teig dann für rund 15 Minuten ruhen lassen.

III. Unterdessen das Chutney zubereiten. Dafür die Tomaten bereits in der Dose mithilfe einer Gabel zerdrücken oder sie in ein hohes Gefäß umfüllen und mithilfe eines Pürierstabs zu einem Brei verarbeiten.

IV. Den Ingwer zunächst schälen und dann in feine Stücke hacken. Die Frühlingszwiebeln unter fließendem Wasser abspülen, die Enden abschneiden und den Rest der Frühlingszwiebeln in dünne Scheiben schneiden.

V. Dann den Zucker in eine Pfanne mit einem möglichst schweren Boden geben und auf mittlerer Hitze erwärmen bis der Zucker beginnt, zu karamellisieren.

VI. Dem karamellisierten Zucker dann den gehackten Ingwer, die Frühlingszwiebelscheiben hinzugeben und die Chilischoten in die Pfanne bröseln. Umgehend den Essig mit in die Pfanne geben und alles gründlich miteinander verrühren.

VII. Die zu Brei verarbeiteten Tomaten dann mit in die Pfanne geben und zusammen mit dem restlichen Pfanneninhalt für rund 10 Minuten köcheln lassen. Anschließend noch mit Salz und Pfeffer abschmecken und vorerst beiseite stellen.

VIII. Die Minze sowie die Petersilie unter lauwarmen Wasser gründlich abspülen, ein wenig trocknen, dann jeweils die Blätter vom Stiel zupfen und diese fein zerhacken. Die gehackten Blätter dann mit in den Teig rühren.

IX. In einer möglichst großen Pfanne Öl auf Temperatur bringen und dann jeweils etwa 1 ½ Esslöffel Teig pro Küchlein in die Pfanne geben. Diese dann von beiden Seiten je 2 bis 3 Minuten backen bis sie goldbraun werden.

X. Die Küchlein dann aus der Pfanne nehmen, einen Moment lang auf einem Küchentuch das überschüssige Fett abtropfen lassen und dann zusammen mit dem Ingwer-Tomaten-Chutney anrichten.

JOGHURT MIT FEIGEN

Kalorien: 136,5 kcal | Eiweiß: 5,5 g | Fett: 4,7 g | Kohlenhydrate: 17,2 g

Zubereitungszeit: 10 Minuten

Zutaten für eine Portion:

100 Gramm Sojajoghurt | 1 EL Ahornsirup | 1 TL Zitronensaft | eine Prise Kardamom gemahlen | eine Prise Salz | 1 Feige | 1/2 TL brauner Zucker | 1 TL Pistazien

Zubereitung

Die Feige vierteln, mit braunem Zucker und Pistazien bestreuen und im Ofen bei 180° Celsius bei Ober- und Unterhitze für 7 Minuten backen. Sojajoghurt mit Ahornsirup, Zitronensaft, Kardamom und Salz verrühren und zu der Feige anrichten.

KÜRBISSUPPE

Portionen: 5 – VORBEREITUNG: **10 MINUTEN** – ZUBEREITUNG: **10 MINUTEN**

Die Suppe ist angebrannt? Rühren Sie nicht weiter um und kippen Sie die Suppe in ein neues Gefäß und kochen normal weiter.

Kochen

- 500 g Kürbis, geschnitten in Scheiben
- 1 Zwiebel, gehackt
- 1 Kartoffel, gehackt
- 3 Tassen heißes Wasser
- 1 TL Salz
- 1 TL Pfeffer

1) Kürbis, Zwiebeln und Kartoffeln in einen mit heißem Wasser gefüllten Topf geben und kochen, bis der Kürbis und die Kartoffeln weich sind. Nach Zugabe des Salzes umrühren und durch den Mixer geben.

2) Nach dem Servieren der Teller mit Pfeffer bestreuen.

Pro Portion: Kalorien: 38; Fett: 1g; Kohlenhydrate: 8,7g; Ballaststoffe: 1g; Protein: 3g

FETTUCCINE MIT MAIS UND AVOCADO

Nährwerte:

- Kalorien: 452,8 kcal
- Eiweiß: 5,6 Gramm
- Fett: 31,6 Gramm
- Kohlenhydrate: 33,2 Gramm

Für eine Portion benötigst du:

- 80 Gramm gekochte Fettuccine
- 1 Schalotte
- 1/4 Avocado
- 2 EL Mais
- 1 Messerspitze Curry
- 1 TL Öl
- 1 EL Zitronensaft
- 100 ml Kokosmilch
- Salz und Pfeffer

So bereitest du dieses Gericht zu:

Die Schalotte hacken, die Avocado würfeln und zusammen mit dem Mais und dem Curry goldbraun anrösten. Mit dem Zitronensaft und der Kokosmilch aufgießen, die gekochten Nudeln unterheben, mit Salz und Pfeffer würzen und anrichten.

TOMATEN-NUDELSUPPE MIT NUSS-PARMESAN

Für: 2 Personen
Schwierigkeitsgrad: einfach
Dauer: 15 Minuten Gesamtzeit

Zutaten

1000 g
passierte Tomaten
250 g
Gemelli
200 ml
Wasser
2 EL
Gemüsebrühepulver
etwas
Salz, Pfeffer
2 EL
Hefeflocken
2 EL
gesalzene Erdnüsse

Zubereitung

1. Die Nudeln nach Anleitung gar kochen, abgießen und in dem Topf lassen. Die passierten Tomaten und das Wasser hinzugießen und das Brühpulver einrühren.
2. Ca. 5 Minuten zusammen köcheln lassen. Mit Salz und Pfeffer abschmecken.
3. 2 Die Erdnüsse und die Hefeflocken zusammen mit einer Küchenmaschine klein mahlen und über die Suppe streuen. Anschließend servieren.

NUSSECKEN

Für 6 Portionen
Zubereitungszeit: 1 Stunde
Schwierigkeitsgrad: mittel

Zutaten:
Für den Teig:
450 Gramm Mehl
200 Gramm Zucker
200 Gramm vegane Margarine
2 Teelöffel Backpulver
2 Päckchen Vanillezucker
2 Esslöffel Sojamehl
5 Esslöffel Wasser

Für den Nussbelag:
200 Gramm gehobelte Haselnüsse
100 Gramm gemahlene Haselnüsse
150 Gramm Zucker
150 Gramm vegane Margarine
2 Päckchen Vanillezucker
3 Esslöffel Wasser
Aprikosenmarmelade
200 Gramm vegane Schokolade

Zubereitung:

1. Für den Teig alle Zutaten verkneten, eine Kugel formen und auf einem mit Backpapier belegten Blech ausrollen.

2. Margarine mit Vanillezucker, Zucker und Wasser schmelzen, Haselnüsse dazugeben. Aprikosenmarmelade auf den Teig streichen, Nussbelag darüberstreichen.

3. Bei 160 Grad Ober- und Unterhitze 35 Minuten backen. Abgekühlten Kuchen in Dreiecke schneiden. Schokolade unter Rühren schmelzen. Die Spitzen der Nussecken in die Schokolade tauchen.

WALNUSS-BRATKARTOFFELN

Bratkartoffeln sind an sich bereits eines der beliebtesten Gerichte – doch was, wenn die Bratkartoffeln nun sogar auch noch einen gewissen Cruncheffekt bekommen, da die Walnüsse den benötigten Biss verleihen? Wer kann da denn noch widerstehen?

Schwierigkeitsgrad: leicht
Portionen: 2
Zubereitungsdauer: 30 Minuten
Koch-/Backzeit: 20 Minuten

Zutaten
- ☐ 30 g Walnusskerne, grob gehackt
- ☐ 200 g Kartoffeln
- ☐ 1 Zwiebel
- ☐ 2 Knoblauchzehen
- ☐ Basilikumblätter
- ☐ **Salz**
- ☐ **Pfeffer**
- ☐ Öl

Zubereitung
Die Kartoffeln mithilfe eines Sparschälers schälen und in kleine Würfel schneiden, gleiches mit der Zwiebel wiederholen.

Das Öl in eine Pfanne geben und erhitzen. Sobald das Öl auf Temperatur ist die Kartoffeln hinzugeben und auf mittlerer Hitze ein wenig anbraten.
Sobald die Kartoffeln eine gewisse Bräunung annehmen, die Zwiebeln mit untermengen. Den Knoblauch schälen und in dünne Scheiben schneiden, auch diese mit in die Pfanne geben und anbraten. Zum Schluss die gehackten Walnüsse zum restlichen Pfanneninhalt geben. Sobald die Kartoffeln dann gar sind das Gericht mit Salz und Pfeffer abschmecken. Die Basilikumblätter unter fließendem Wasser abwaschen, mit einem Küchentuch abtrocknen und in Streifen schneiden. Die Basilikumstreifen mit den Bratkartoffeln vermengen und anrichten.

SAFTIGER FUDGE

Kalorien: 2446 kcal | Eiweiß: 35 g | Fett: 51,3 g | Kohlenhydrate: 445,3 g

Zubereitungszeit: 55 Minuten

Zutaten für etwa 12 Stück:

250 Gramm Mehl | 8 EL Kakao | 150 Gramm Zucker | 1 Päckchen Vanillezucker | 1 TL Weinstein Backpulver | 230 ml Walnussmilch | 200 ml Kokosöl | 120 Gramm vegane Schokolade geschmolzen | pflanzliche Margarine zum Ausfetten | 200 Gramm brauner Zucker | 200 ml Wasser

Zubereitung:

Das Mehl mit dem Kakao und dem Zucker, sowie dem Vanillezucker und dem Backpulver versieben. Mit der Walnussmilch und dem Kokosöl gut verkneten. Die vegane, geschmolzene Schokolade einrühren und eine Backform mit den Maßen 20 cm x 30 cm mit veganer Margarine ausfetten. Die Masse einfüllen und mit Zucker bestreuen. Mit Wasser übergießen und das Backrohr auf 180° Celsius aufheizen. Den Fudge bei Ober- und Unterhitze für 35 Minuten backen und am besten heiß aus dem Ofen genießen.

EINTOPF MIT MANGOLD, SÜSSKARTOFFELN UND ERDNÜSSE

Portionen: 4 – VORBEREITUNG: **10 MINUTEN** – ZUBEREITUNG: **6 MINUTEN**

Gerichte aus der Tajine erinnern an Afrika und Gewürze. Wir haben hier eine vegetarische Tajine für Sie,

180°C Backen
- 2 EL Sonnenblumenöl
- 1 große Zwiebel
- 1 TL Kreuzkümmel
- 400g Süßkartoffeln
- ½ TL zerkleinerte Chiliflocken
- 140g gesalzene, geröstete Erdnüsse
- 250g Mangold, Blätter und Stängel. gehackt

1) Bei mittlerer Hitze in einem Topf Öl erhitzen.
2) Zwiebel dazugeben und anbraten. Kreuzkümmel einrühren. Süßkartoffeln, Chili, Tomaten und 750ml Wasser hinzufügen.
3) Rühren, zudecken und zum Kochen bringen. 15 Minuten köcheln lassen.
4) Erdnüsse in einer Küchenmaschine fein zerkleinern. Dem Eintopf hinzufügen
5) Weitere 15 Minuten köcheln lassen, unter Rühren. Zum Schluss Mangold hinzufügen.

6) Zum Kochen bringen und abdecken, 8-10 Minuten
Pro Portion: Kalorien: 246; Fett: 9g; Kohlenhydrate: 36g; Ballaststoffe: 9g; Protein: 12g

FRUCHTIGE KOKOSSUPPE

Nährwerte:

- Kalorien: 285,5 kcal
- Eiweiß: 3,2 Gramm
- Fett: 14 Gramm
- Kohlenhydrate: 23 Gramm

Für eine Portion benötigst du:

- 60 ml Kokosmilch
- 60 ml Sojamilch
- 1 EL Palmzucker
- 4 cl Malibu oder Rum
- 1 TL Maismehl
- Früchte nach Wahl
- 1 Prise Salz

So bereitest du dieses Gericht zu:

Die Kokosmilch mit der Sojamilch aufkochen und den Palmzucker und das Salz darin auflösen. Malibu mit dem Maismehl verrühren und einrühren. Kurz aufkochen lassen und ohne Hitze für 5 Minuten ziehen lassen. Die Früchte klein schneiden und in der süßen Suppe servieren.

www.ingramcontent.com/pod-product-compliance
Lightning Source LLC
Chambersburg PA
CBHW071829080526
44589CB00012B/964